심장병을 예방하자

"어째서 저 사람이?"라는 말을 듣지 않기 위하여

이와네 히사오 지음
김현수 옮김

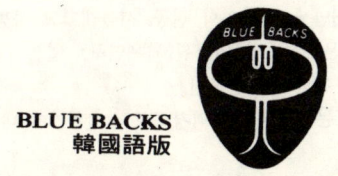

BLUE BACKS
韓國語版

心臟病から身を守る
「なぜ, あの人が?」 といわれぬために
B-817 ⓒ岩根久夫
1990
日本國・講談社
이 한국어판은 일본국 주식회사 고단샤와의 계약에 의해서
전파과학사가 한국어판의 번역・출판권을 독점하고 있습니다.

[지은이 소개]

이와네 히사오

1932년생. 도쿄의과대학 졸업, 대학원(내과학) 박사과정 수료. 의학박사. 전공은 예방심장병학, 스포츠의학, 심전도학. 현재 도쿄의과대학 위생학 공중위생학 교수. 국제스포츠의학연맹 학술위원, 일본 스트레스학회 이사・간사, 일본체력의학학회 이사・해외섭외위원장 등의 요직을 맡고 있다.

주요저서에 『심장병 간단한 자기진단』, 『심장병은 이것이 포인트』 등이 있다.

[옮긴이 소개]

김 현 수

1953년생. 운동의학 전공. 서울대학교 사범대학 체육학과 졸업. 일본 요코하마국립대학 문부성초청 연구원(체온연구). 일본시립대학 박사과정 졸업. 현재 한국 체육과학연구원의 선임연구원.

주요논문;「관상동맥경화성 심질환자에 대한 운동프로그램의 효과」외 다수

머리말

1987년, 국제 로터리클럽의 골프모임이 일본에서 개최되었을 때 후원인이었던 SE회사의 사장 H씨(54세)가 골프를 하던 중 돌연사하여 매스콤이 이 갑작스런 불행을 크게 취급하였다.

그 후에도 돌연사에 대한 보도는 그치지 않아, 1988년에 들어서도 정월 초하루에 N대학 씨름부의 전국 고교시합에서 연속 2회 우승을 한 N군(20세)이 연말부터 감기기운이 있었는데 1월 4일에 돌연사했고, 그리고 장래가 촉망된 젊은 역도선수 龍興山(20세)이 돌연사한 기사가 보도되었다. 그는 1개월 전 신체검사에서 전혀 이상이 없었다.

그런데 이러한 급작스런 불행은 전혀 예상하지 못한 것일까? 실제로 막을 수 없는 어쩔 수 없는 일이었을까?

SE회사의 H사장이나 龍군은 정기검진은 받고 있었고 운동부하검사는 받지 않았다고 한다. 또 N대학의 N군도 감기기운으로 특별히 심장의 정밀검사를 받지 않고 관심을 갖지 않았던 것 같다.

그들이 안정될 때 심전도검사만이 아니라 운동부하검사를 받은 후에 운동을 하거나, 또 감기기운 자체가 길어질 때는 심전도나 초음파검사 등을 하였더라면 조금은 자세하게 증상을 알았을 것이고 이런 불행은 피할 수 있었을지도 모른다. 그것을 생각하면 어느쪽도 유감이 아닐 수가 없다.

심장병은 암 다음으로 사망순위 2위를 차지하고 있다. 원인도 모르고, 따라서 정확한 치료법도 없는 암에 비교하면 심장병의 경우에는 그 예방이나 치료에 대하여 많은 것을 알고 있어 충분히 손을 쓸 수가 있다. 이를 위해서는 한사람 한사람이 이 병에 대하여 바른 지식을 가지고 있을 필요가 있다.

'협심증 하면 흉통'이라고 하는 전형적인 것뿐 아니라 여러 형태가 있다는 것을 알아두어야 한다.

먼저 '배꼽에서 위쪽으로 통증이 있다면 먼저 심장전문의에게' 라고 한다. 그것은 협심증이나 심근경색의 증상이 단지 가슴에만 통증이 있는 것은 아니고 위나 등이 아프거나 턱, 목, 어깨, 팔이나 손가락(특히 왼손의 새끼 손가락과 넷째 손가락) 등이 아프기 때문이고, 특히 이와 같은 병은 빨리 결정되어 급격히 증상이 악화하여 죽음을 가져올 가능성이 있기 때문이다.

바른 의학적 지식을 가진다는 것은 결코 의사에게만 요구되는 것은 아니다.

환자도, 언제든지 병에 걸릴 가능성이 있는 건강한 일반사람도 모두 필요한 것이다. 의학은 의사만을 위해서 있는 것이 아니고 모든 사람이 행복한 인생을 보내기 위해 있는 것이다.

지금 21세기를 눈앞에 둔 의료계는 지금까지의 치료 일변도의 치료의학에서 예방의학으로 크게 변모를 하고 있다. 그리고 의사나 병원에만 맡기는 치료의학에서 스스로 자신을 돌보는 예방의학의 시대에 들어가고 있다. 평균수명도 늘은 만큼 장수시대에 한사람 한사람이 건강하고 긴 인생을 즐길 수가 있다면 하는 희망을 가지고 쓴 이 책도, 그 내용은 반드시 충분한 것이라고는 할 수 없지만, 건강한 인생을 보내기 위해 작은 도움이 된다면 저자로서는 더이상 기쁨이 없겠다. 그리고 급작스런 불행을 조금이라도 줄이는 데 도움이 되었으면 한다.

끝으로 이 책이 탈고될 때까지 여러모로 도움을 주신 勝村俊仁, 高疲嘉一, 片山雄一 제형 그리고 河野依子 여사님에게 깊이 감사드린다. 또 여러 가지 조언을 주시고 시종 많은 힘을 주신 大西重昭 씨와 함께 고단샤 블루 백스 편집부의 藤井俊 씨에게 감사드린다.

1989년 3월 20일
이와네 히사오

차 례

1. 한창 일할 때에 급습하는 돌연사

티 그라운드의 죽음

최근, 한창 일할 때 즉 4,50대의 사람들에게 '돌연사'가 늘어나고 있다. 그 중에서도 관리직인 부장급 또는 기업경영자에게서 그 경향이 뚜렷하다. 그 한 예로서 일본을 대표하는 대기업인 SE회사인 사장 H씨의 '돌연사'가 신문, T.V, 주간지 등에 대대적으로 보도된 적이 있다.

H씨는 골프모임을 위해 상대방 회사의 관계자 및 몇몇 회사 중역과 함께 골프장으로 갔다. 경기는 화기애애하게 진행되고 마지막 2홀만이 남았다. 그런데 H씨가 갑자기 몸이 이상하다고 하면서 옆에 있는 의자에 비틀거리며 주저앉고 말았다. H씨는 그대로 불귀의 객이 되고 말았다. 순간적인 일이었다. 의사의 진단에 의하면 사인은 심근경색이었다. 향년 55세인 H씨는 만능 스포츠맨으로 평소에 병을 모르던, 건강에 절대적인 자신을 가지고 있던 사람이었다. 그를 아는 주위 사람들은 "세상에, 그렇게 건강한 사람이 죽다니……" 하며 의아해 했다.

이와같이 최근, 골프경기 중에 죽는 사람이 의외로 많아지고 있다. 골프는 어느 정도 나이가 들어도 즐길 수 있고, 비교적 가벼운 운동으로 생각하지만, 티숏 특히 그린 위에서 퍼트할 때에 스트레스가 의외로 크다. 골프경기 중에서 가장 많은 돌연사는 홀을 향해 퍼트할 때이다.

본래, 스포츠는 건강 유지를 목적으로 심신을 편안하게 하며 즐기기 위해 하는 것이다. 그런데 점차 무리를 하게 되어, 오히려 스트레스나 피로가 쌓이게 되는 경우가 많다. 몸의 상태가

좋지 않을 때에는 사업상에, 또는 인간관계에 약간 피해가 있다
할지라도 거절하는 용기를, 또는 도중에 중지하는 결단력을 가
질 필요가 있다.

또 골프만이 아니고 조깅 중에 급사한다는 이야기도 가끔 듣
는다. 처음에는 집 주위를 뛰다가 20km, 30km 나아가서는
42.195km의 마라톤 구간을 완주하게 되는 경향이 있는데 자신의
몸을 과신하지 말고 적당하게 운동을 하는 것이 중요하다.

통근 중에도 죽음의 시간?

이것도 실제로 있었던 일이다.

초겨울의 추운 아침, 대기업에 근무하는 42세의 S씨는 항상
이용하는 지하철의 출발시간에 맞추기 위해 역의 계단을 급하게
뛰어올라갔다. 그때 갑자기 심한 흉통을 느끼고, 안면이 창백해
지면서 그대로 주저앉고 말았다. 구급차가 금방 왔지만 이미 의
식이 없고 맥박이 거의 뛰지 않는 상태였다고 한다. 구급대원이
심장 마사지를 하고 가까운 대학병원의 구급의료센터로 옮겨 곧
순환기계의 전문의가 인공호흡, 심장마사지 그리고 승압계의 투
여를 하였다.

그러나 노력은 허사가 되고 불행하게도 S씨는 사망하고 말았
다. 그가 가지고 있는 명함에서 주소, 이름을 알았고 연락을 받
은 가족과 회사동료가 달려왔을 때 그들을 기다리고 있었던 것
은 의사의 슬픈 사망신고였다

"어제까지 그렇게 왕성하게 일하던 사람이 죽다니……" 라고

동료회사원이 한숨을 쉬었다. 너무나 갑작스럽고 어처구니없는 죽음이었다. 하지만 '돌연사'란 원래 그런 것이다. 누구도 예상할 수 없는 갑작스런 것이다.

한 가정의 대들보를 잃은 가족의 슬픔은 말로 표현할 수 없는 것이며, 회사도 유능한 인재를 잃은 것은 큰 손실이다. 그러나 무엇보다도 인생 중반기에 죽음을 맞이한 본인은 얼마나 허무하겠는가.

사하로프 박사의 죽음

아직도 기억에 새로운 것은 1989년 말경에 안드레이 사하로프 박사의 갑작스런 죽음이다. 사하로프 박사는 '수소폭탄의 아버지'로 일컬어지지만 핵의 무서움을 깨닫고 소련의 양심으로서 평화와 인권을 위해 싸웠고, 1975년에는 노벨평화상을 받았다.

사하로프 박사는 자신이 의장을 맡고 있는 회합에서 회의를 마치고 저녁 8시경에 귀가하여 가족과 저녁식사를 하였다. 그리고 휴식을 취하기 위해 서재에 들어갔다. 저녁 10시경 부인이 서재에 들어갔을 때에는 사하로프 박사가 소파에서 옆으로 쓰러져 있었고, 이미 숨이 끊어져 있었다고 한다. 가족은 "사인은 심장마비라고 생각합니다. 귀가하셨을 때에는 아무 이상이 없었고 기분도 아주 좋아 보였습니다"라고 하였다. 향년 68세였다.

위에서 설명한 3가지 예는 모두 심장질환 때문이지만, 특히 앞의 두 예는 모두 체력이나 기력이 왕성한 시기의 갑작스런 죽음이다. 이것들을 종합해 보면 "나는 건강에는 아주 자신이 있다"라고 한 사람이 어느 날 갑자기 죽은 경우임을 알 수 있다. 본인에게도 슬픈 일이지만 그 이상으로 비참한 것은 가족들이다. 왕성하게 일할 나이의 남편이나 아버지의 돌연사는 너무 가슴아픈 일이고 게다가 너무 급작스런 일이다.

그럼, 갑자기 오는 돌연사는 현대의학에서도 예방할 수 없는 것일까? 또 이같은 돌연사는 왜 발생하는 것일까?

이 장에서는 심장병에 원인이 있는 경우가 많은 돌연사의 여러 가지 문제에 대하여 기술하기로 한다.

돌연사란?

일반적으로 만성, 급성에 관계없이 어떤 병이 차차 악화하여 어느 날 갑자기 사망하는 경우는 돌연사라고 하지 않는다. 돌연사란 건강하게 보이고, 평상시 특별히 병이 없는 사람이 어느 날 갑자기 사망하는 경우를 말한다. 특히, 증상이 나타난 후 아주 짧은 시간 내에 사망하는 것이 특징이다. 보통은 발병 후 1시간 이내에 사망하는 경우를 가리키지만 24시간 이내를 포함하는 경우도 있다. 세계보건기구(WHO)에서는 6시간 이내를 돌연사라고 규정하고 있다. 또 돌연사를 순간사, 급사로 구분하는 의사도 있다. 순간사는 5~10분 혹은 1시간 이내, 돌연사는 2~3시간 또는 6시간 이내, 급사는 24시간 이내로 대략 구분하고 있다.

그러나 실제로 증상이 일어난 정확한 시간을 모르는 경우가 많다. 또 최근에는 심폐소생술(CPR, cardio pulmonary resuscitation)의 눈부신 발달로 일단 정지한 호흡이나 심장이 다시 일시

적으로 움직일 수 있기 때문에, 증상이 발생하고 나서 사망이
확인될 때까지의 시간을 정하는 것이 매우 곤란한 경우가 많고,
게다가 확실한 기준이 없기 때문에 애매하지만 대부분 24시간
이내의 경우를 돌연사의 일반적인 정의로 하고 있다.

돌연사는 왜 일어나는가

그럼 돌연사는 왜 일어나는 것일까? 돌연사는 외인성(外因性)
돌연사와 내인성(內因性) 돌연사로 나뉜다. 외인성이란 일반적
으로 자살이나 타살, 사고사 등의 법의학적인 검토를 필요로 하
는 것이다. 이에 대해 내인성이란 외부로부터의 원인에 의한 것
이 아니고, 몸의 이상 혹은 병에 의해서 생기는 돌연사이다.

돌연사를 일으키는 질환은 여러 가지가 있다. 1986년 후반기
동안 도쿄시내 23구(區)에서 돌연사한 사람의 몸을 해부해서 원
인을 조사했다. 그 통계에 의하면 허혈성심질환, 대동맥류의 파
열 등 심·혈관계질환 65.1%, 뇌출혈 등 뇌혈관계의 질환 8.6%,
원인불명의 청장년 급사증후군 9.4%, 호흡기계 질환 4.3%, 소화
기계 질환 2.6% 등으로 되어 있다.

이 데이터에서도 알 수 있듯이 심·혈관계 질환 즉 심장병에
의한 돌연사가 많다. 그 중에서도 심근경색, 협심증 등의 소위
허혈성심질환이 돌연사 전체의 약 50%를 차지하고 있다.

또 이러한 허혈성심질환으로 돌연사한 사람의 관상동맥의 동
맥경화에 의한 협착도(狹窄度)를 보면, 왼쪽 관상동맥이 압도적
으로 많아 전체의 약 86.3%를 차지하며 그 대부분이 전하행지

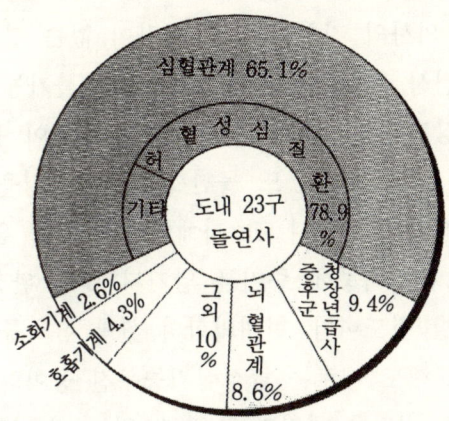

<그림 1-1> 급성심장병으로 인한 사망
(동경도감찰 의무원 조사, 1986년)

(前下行枝)에 보인다고 한다. 협착의 정도는 전하행지에서 80%
협착이 전체의 6할을 차지하고, 50% 이상이 3할로 사실상 허혈
성심질환 전체의 9할이 50% 이상의 관상동맥경화 협착을 나타
내고 있다(그림 2-6 참조).

그럼 심질환에 의한 돌연사를 연령별로 보면 어떻게 될까.

같은 심질환에 의한 돌연사라고 해도 30대까지와 40대 이후는
확실히 다르다. 30대까지는 선천성 관상동맥의 기형이나 비대형
심근증, 심근염 등 외에는 해부해 보아도 심장 자체에 질환을
발견할 수 없는, 소위 급성심기능부전 등이 돌연사의 원인이 되
는 경우가 많다. 그러나 40대 이후가 되면 허혈성심질환의 원인
이 되는 관상동맥경화증에 의한 것이 압도적으로 많다.

어쨌든 돌연사는 증상이 시작되는 시간과 멈추는 시간이 극히

짧기 때문에 의사의 진찰을 받을 시간이 없는 경우가 많다. 더욱이 심전도검사, 혈액검사 등을 하는 것은 불가능에 가깝다.

따라서 임상진단은 하지 못하고 병리해부만이 유일한 소견이 되는 경우가 많다. 이것이 또 돌연사의 원인규명을 곤란하게 한다. 특히 심장의 근육이나 판 자체에는 이상이 없는 부정맥에 의한 급사 등은 '나중에 증거를 남기지 않는 완전범죄와 같은 것'이라고 할 정도이다. 현대의학의 셜록 홈스를 목표로 하는 병리학자라고 해도 때로는 급성심기능부전 등이라고 하는 병리학적이지 못한 진단을 내리지 않을 수 없는 경우도 있다.

돌연사하는 사람의 수는 어느 정도일까

그럼 도대체 돌연사하는 사람은 일본에서 연간 어느 정도일까. 유감스럽게도 이것을 정리한 데이터는 후생성에도 현재 없다. 다만 돌연사가 큰 사회문제화되고 있는 상황에서 정부도 이 심각한 사태를 중시하여 국립 순환기병센터를 중심으로 1985년부터 적극적인 연구조사를 하게 되었다. 이것에 의하면 돌연사, 소위 증상이 나타난 24시간 이내에 사망한 사람의 수는 전국 사망자 수의 약 10%로 추정되고 있다. 1988년의 1년간 사망자 수는 79만 3천명이었는데 실제로 8만명 가까운 사람이 아무런 예후증상 없이 갑자기 불행한 사고를 당한 것이 된다.

그러나 한편 다른 각도에서 본 연구자의 보고에서는 전국에 연간 2~3만명 정도라고 말하는 사람도 있다.

어째서 이렇게 양쪽간에 차이가 심한 것일까. 그것은 앞에서도 말했듯이 사망시간이 애매하기 때문이다. 예를 들면 이미 사망한 상태에서 발견되어 병원으로 운반된 경우 사망진단서에 그 병원에서 사망했다고 기재된 경우가 적지 않다. 이와 같은 경우 사망하게 된 경위나 정확한 사망시간, 사망원인의 추정이 매우 곤란하기 때문에 과연 그것이 심장병에 의한 돌연사인지 만성 내지는 급성질환이 악화하여 사망했는지 분명하지 않다. 후자와 같은 병사의 몇 할인가가 돌연사로 판단되는 경우가 많다. 따라서 사망진단서에 따라 돌연사의 수가 증감한다.

앞에서 서술한 S씨의 경우처럼, 반드시 사람이 보는 앞에서 쓰러져서 병원에 이송된 후 사망한다고만 할 수는 없다.

아동에게도 발생하는 돌연사

예1. 국민학교 육상경기대회의 100m 경주에 출전한 6학년 A군은 2등으로 골인한 직후에 쓰러졌다. 병원에서 치료를 받았지

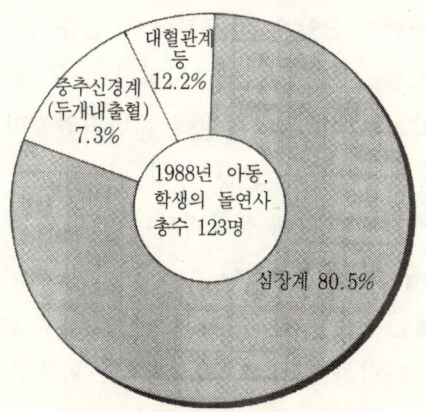

〈그림 1-2〉 아동의 돌연사도 심장질환에
의한 것이 많다.

〈표1 - 1〉 아동의 돌연사 - 심장병으로 사망하는 수가 증가한다.

학교별\년도	국민학교	중학교	고등학교	전문학교	유치원	보육원	돌연사합계		총사망자수
							건수	총사망에 대한 %	
1984년	40 (28)	60 (51)	48 (40)		4 (4)	3 (1)	155 (124)	60.5 (48.4)	256
1985년	28 (19)	42 (35)	37 (36)	1 (1)	1 (0)	4 (2)	113 (93)	46.7 (38.4)	242
1986년	29 (22)	45 (34)	41 (35)	2 (2)		2 (0)	119 (93)	51.3 (40.1)	232
1987년	34 (23)	47 (42)	59 (53)		1 (0)	2 (0)	143 (118)	55.2 (45.6)	259
1988년	30 (21)	38 (29)	51 (48)			4 (1)	123 (99)	58.9 (47.4)	209

( )는 심장병에 의한 사망수

만 급성심부전으로 진단되었고 곧 사망하였다. 따로 앓고 있는 병은 없었다.

예2. 중학교 1학년인 B양은 배구부에서 연습 중 준비체조 후에 1500m 달리기를 시작하여 최종지점인 교문 옆 3m 지점에 다달았을 때 갑자기 넘어졌다. 병원에 운반되었지만 사망하였다. B양은 과거에도 체육관에서 연습 중에 넘어진 일이 있어 정밀검사를 받았지만 저혈압 외에 심장병이나 그외 다른 병은 없었다고 한다. B양도 급성심부전이었다.

이 두 가지 예는 일본 체육·학교건강센터가 발표한 것으로 1986년에 학교의 관리하에서 실제로 일어난 학생들의 돌연사 예이다.

〈표1 - 2〉 아동의 돌연사는 남자가 압도적으로 많다.

학교별 \ 성별·돌연사계별	남			여			합		계
	심장계	그외	계	심장계	그외	계	심장계	그외	계
국 민 학 교	16건	3건	19건	6건	4건	10건	22건	7건	29건
중 학 교	18	5	23	16	6	22	34	11	45
고 등 학 교	24	4	28	11	2	13	35	6	41
전 문 학 교	2	–	2	–	–	–	2	–	2
유 치 원	–	–	–	–	–	–	–	–	–
보 육 원	–	–	–	–	2	2		2	2
합 계	60	12	72	33	14	47	93	26	119

이런 예에서도 알 수 있듯이 돌연사는 한창 일할 때에 있는 사람에게만 일어나는 것은 아니다. 때로는 어린 10대의 아동이나 학생에게도 발생한다.

일본 체육·학교건강센터는 1986년 3월에 국립경기장과 일본 학교건강회가 통합하여 설립된 특수법인인데, 학교의 관리하에서 발생한 아동, 학생의 질병에 의한 사망(돌연사 포함)의 재해 공제급여금의 지급도 업무의 일환으로서 이루어지고 있다. 이런 이유로 아동, 학생의 돌연사 건수나 실태를 알 수 있다.

이것에 의하면 일본의 1988년도 유치원 및 초·중·고의 질병 및 사고로 인한 사망자 수는 209명, 그 중 58.9%인 123명이 심장이나 뇌내출혈에 의한 돌연사였다.

그 중에서도 심장병에 의한 돌연사가 성인과 같이 압도적으로 많은 99명으로 80.5%를 차지한다. 이것은 아동, 학생의 전체 사망의 47.4%로서 거의 두 사람 중 한 사람이 심장계의 돌연사이다(표 1-1).

또한 성별로 보면 남학생이 여학생보다 압도적으로 많다 (표 1-2). 그리고 지역차도 대단히 크다.

아동이나 학생의 심장계의 돌연사 원인은 감기증상을 띤 바이러스성 심근염이 가장 많고(약 30%), 이것도 잠재성인 경우가 많아 생전에 심질환의 진단을 받은 적이 없는 경우가 대부분이다. 이런 경향은 특히 남학생에서 많이 보이며 모두가 운동과 관련된 사망이라고 생각할 수 있다.

아동이나 학생의 경우에는 심장에 장애가 있어도 자각증상이 없는 경우가 많고 또 약간의 증상이 있더라도 심한 운동을 하기가 쉽다. 일상적으로 강한 스트레스나 만성적 과로상태에서 일하는 샐러리맨은 물론이지만 아동, 학생들도 이러한 돌연사 예방을 위한 체크를 정규화시킬 필요가 있다. 이를 위해서는 순환기계를 중심으로 학교진단이나 직장검진 등을 정기적으로 실시할 필요가 있다.

돌연사에 전조는 있는가

돌연사는 모두 '전혀 예기치 못하는 것'으로서 갑자기 청천벽력과 같이 일어나는 것일까. 돌연사에 무슨 예측되는 증상이 있는지 없는지는 심장 전문의 사이에서도 의견이 분분하다.

실제로 돌연사 전에 무슨 자각증상이 있는지는 지금 세계 각

국의 많은 연구자들이 크게 관심을 두고 있다. 일본에서도 심장 전문의들에 의해서 연구, 조사가 이루어지고 있다. 그러나, 이런 노력에도 불구하고 돌연사에 대한 상세한 전조증상은 보고되고 있지 않다. 지금 단계에서는 정확하게 모르고 있는 실정이다. 다만, 지금까지의 조사에서 알고 있는 것은 돌연사한 사람들의 3분의 1 내지 3분의 2가 사망하기 전에는 특별한 전조증상이 없었다는 것이다.

일반적으로는 예측할 수 있는 증상이 무언가 있을 것 같다고 생각하는 사람이 많고, 왜 그럴까라는 의문도 나오고 있다. 왜냐하면, 지금까지의 상식으로 생각해서는 돌연사할 정도의 증상이 진행되고 있다면 결정적인 결과가 일어날 때까지 다소나마 무슨 증상이 있는 것이 당연하지 않겠는가라고 생각되기 때문이다.

예를 들면, 역의 계단을 올라갈 때 숨이 차다든가, 가슴이 아프든가, 혹은 피로나 권태감을 느끼는 등의 경중에 관계없이 무슨 예측이 되는 증상이 있을 것으로 생각해 왔다. 하지만 지금까지의 돌연사의 데이터를 보면 그 상식이 전혀 통하지 않음을 알 수 있다.

그러나 이 전조증상이 없다고 하는 것이 마음놓을 수 없는 것으로 정말로 증상이 없었는지, 사실은 있었어도 그것을 의식하지 못하였을 뿐인지는 확실하지 않다.

예를 들면 심근경색이라고 하면 곧 누구든지 흉통으로 생각한다. 그러나 실제로는 통증보다 가슴에 압박감이 강하고, 또 아프다고 해도 가슴보다 위, 허리, 어깨, 턱, 이가 그리고 드문 경우지만 왼손의 둘째 혹은 넷째 손가락이 아플 때가 있다. 이가 아프면 치과에 가고, 목이 아프면 이비인후과에, 어깨나 손가락이 아프면 정형외과에 가는 것이 보통이다. 설마, 심근경색의 원인으로 이런 곳들이 아프리라고는 누구도 생각하지 못할 것이다.

또 고령자에게서는 괜히 속이 이상해지고 식욕이 없어지는 일조차 있다. 또 옛날부터 심장병 등에 전혀 관심이 없고, 자기와는 무관하다고 생각하고 있는 사람은 비록, 전조증상 같은 것이 있어도 무심하게 지나치는 경우가 많다. 대개 심장병으로 돌연사하는 사람들은 다음과 같은 경우를 생각할 수 있다.

1. 심장병이 실제로 있었지만 분명한 증상이 없기 때문에 진찰도 받지 않고 치료도 하지 않는 경우
2. 증상이 가끔 있었지만, 전조증상이라고는 생각하지 못한 경우
3. 심장병 검사는 받았지만 이상이 없다고 한 경우(특히 일반 정기검사 등에서 안정시 심전도에 이상이 없다고 진단)
4. 심장병 진찰은 받았지만 증상이 없었기 때문에 주의 하지 않은 경우
5. 증상은 있었지만 바빠서 검사나 치료를 받을 시간이 없었던 경우

그럼 이런 돌연사를 막기 위해 항상 어떠한 체크를 받아야 하는가. 1의 경우는 먼저 정기검사를 받을 필요가 있다. 또 비록

받았다 해도 3의 경우와 같이 일반 정기검사에서는 잘 나타나지 않는 심장병(특히 허혈성심질환)인 경우 발견할 수 없는 경우가 있기 때문에 심장 전문의에게 가서 상세한 검사를 받을 필요가 있다. 특히, 40대 이후에는 운동중의 심전도검사(운동부하 심전도 검사)를 받는 것이 바람직하다. 또 5와 같은 증상이 있는 경우는 반드시 정밀검사를 하여 전문의의 적절한 지시에 따라야 한다.

이상과 같이 돌연사를 예방하기 위해서, 먼저 증상이 없이 건강할 때 반드시 정기검진을 받는 것이 필요하다. 또 40세 이후인 사람이나 이미 심장에 질환이 있어 무슨 증상이 있는 경우, 혹은 증상이 없어도 이제부터 새로운 운동을 시작하려는 경우에는 일반적으로 하는 안정시 심전도검사뿐 아니라 운동부하 심전도검사를 할 필요가 있다.

또 직접 심장에 관한 증상(흉통, 숨이 참, 부정맥 등)이 없어도 앞에서 설명한 것처럼 확실치 않은 여러 가지 고통이나 이상한 증상 등에 잘 주의하여 순환기 전문의에게 진단을 받는 것이 중요하다. 무엇보다 일찍 정기적인 건강진단을 받고 나아가 심장병에 관한 바른 지식을 갖는 것이 중요하며, 이와 같은 것을 잘 지키면 돌연사를 현재의 반 이하로 줄이는 것도 결코 불가능하지는 않다.

돌연사의 주역, 심장병

'돌연사의 주역'이라는 별로 달갑지 않은 심장병이지만 일본에서 심장병에 의한 사망률이나 구미국가들과의 차이 등에 대하여 알아보자.

심장병에 의한 사망은 돌연사만이 아니라 일본인의 사인(死因) 전체를 보아도 암 다음으로 2위를 차지하고 있으며 뇌졸증을 앞서서 증가하고 있다.

지금까지 일본의 사망원인별 순위(1981~1984년)는 1위가 암, 2위가 뇌졸증, 3위가 심장병의 순으로 계속해서 장기간 유지되어 왔다. 그런데 1985년을 경계로 순위가 바뀌었다. 제1위가 암으로 당연 최고자리를 차지하고 있지만 2위였던 뇌졸증이 3위가 되고 3위였던 심장병이 2위로 올라갔다.

심장병 그 자체로 인한 사망자 수의 추이는 어떻게 되었을까. 1940년 초기부터 1950년대 중기에 걸쳐서는 인구 10만명당 연간 60명으로 큰 변동은 없었다. 그리고 1965년에 73.2명이 되고 1976년에는 90명대에 달하고 1981년에는 거의 100명대를 돌파하여 117.9명의 높은 사망률을 기록하고 있다.

이 숫자는 전국의 사망률이 연간 10만명당 620.6명이기 때문에 이 비율로 환산하면 전체 사망자의 5 내지 6명에 1명은 심장병으로 죽은 것이 된다. 이것을 보면 얼마나 많은 사람이 심장병으로 죽는가를 알 수 있다.

그런데 여기서 문제가 되는 것은 심장병으로 죽는 사망 연령이다. 예를 들면 1960년대에 50세였던 사람과 1980년대에 50세였던 사람을 비교한 경우 어느쪽이 1년 이내에 사망할 확률이 높은가이다.

보통 심장병으로 죽는 사망자가 늘고 있는 80년대가 보다 사망률이 높을 것으로 생각할 것이다. 그러나 대답은 '아니오'이다. 80년대가 반대로 낮은 경향이 있다. 이것을 대략적으로 말하면 연령별로 본 심장병으로 죽는 비율은 최근 수년 동안 약간 변동은 있지만 큰 변화가 없다. 사망자가 늘고 있는 가장 큰 이유는 인구의 노령화를 생각할 수 있다. 즉 노령화가 가속화되기 때문에 심장병으로 사망하는 사람의 수는 전체로서 늘고 있지만 같은 연령에서 비교해 보면 오히려 이전보다 낮은 경향에 있다고 할 수 있다.

바꾸어 말하면 계속 늘고 있는 것은 노령자로서 40대, 50대에서는 오히려 이전보다 사망하는 확률이 낮다고 한다. 그 이유는 여러 가지 있겠지만 진단기술과 치료법의 진보 때문일 것이다. 그러나 그 이상의 진보는 생각할 수 없다. 적어도 10년간은 전체 사망자 중 5명당 1명은 심장병으로 사망한 것으로 추측된다.

확실히 진단기술이나 치료법은 눈부시게 발전하여 한창 일할 연령에 있는 사람의 사망자 수는 줄고 있다. 그러나 허혈성심질환의 발생률 그 자체는 결코 줄지 않고 있다. 그리고 한번 발생한 관상동맥경화증을 완전히 치료하는 것은 불가능하다. 심장병의 희생자를 줄이기 위해서는 병에 걸리고 난 후의 치료 이상으로 발병의 방지, 즉 심장병에 걸리지 않게끔 하는 예방대책이 점점 중요해지고 있다.

외국과 비교해 보면
구미국가들의 경우는 일본과 비교하면 어떨까.

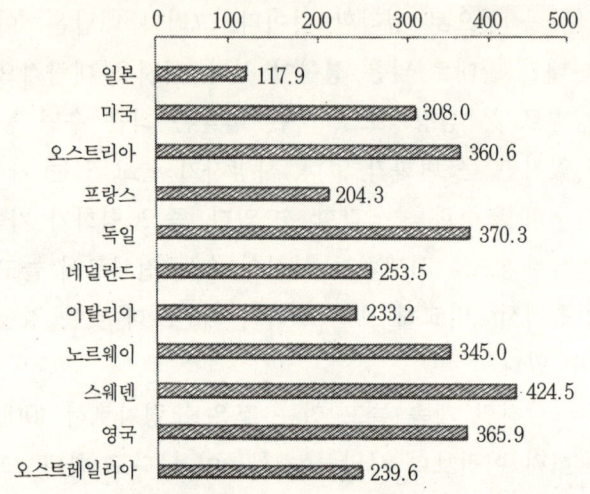

〈그림 1-3〉 심장병으로 인한 사망률(인구 10만명당)의 국제비교
(1986년, 후생성「인구동태통계」 "World Health
Statistic Annual" 1987～1988)

　먼저 일본에서 심장병이 사인으로 특히 주목받고 있는 것은
허혈성심질환의 증가이다. 나중에 설명하지만 허혈(虛血)이란
문자 그대로 피가 부족하다는 뜻이다. 고혈압이나 고(高)콜레스
테롤 등 여러 가지가 원인이 되어 심장근육에 혈액을 공급하는
관상동맥의 내부에 노폐물이 축적되어 혈액 공급에 지장을 초래
하게 된 상태를 심근허혈이라고 한다. 이와 같은 상태에서 일어
나는 심장병을 허혈성심질환이라고 하며 그 대표적인 것이 협심
증과 심근경색이다.
　이와 같은 허혈성심질환이 왜 증가하는가에 대해서는 심장병
전문의에게 물어보아도 여러 가지 설이 있다. 일반적으로 말할

수 있는 것은 생활양식이 구미화되고 이 때문에 종래의 식생활
이 식물성 지방의 비율이 많았던 식사에서 쇠고기나 돼지고기
등 동물성 지방의 비율이 많은 식사로 바뀐 것이다. 더욱이 버
터, 치즈, 케이크 등의 과잉섭취가 많아지고 게다가 자가용 등의
보급에 따라 운동부족도 가세하여 비만, 고혈압, 고콜레스테롤혈
증, 당뇨병 등이 늘고 있다는 것이 큰 이유일 것이다.

그럼 일본과 비교하여 아시아국가들이나 구미국가들의 심장병
에 의한 사망자 수는 어떠한지. 일본은 아시아에서는 매우 높은
편이다. 그러나 구미국가들에 비하면 매우 낮다(그림 1-3).

그럼 왜 이런 차이가 생기는 것일까. 하나는 각 나라마다 통
계방법이 다르고 그 나라의 의료수준 차이 때문이다. 따라서 그
숫자 자체가 그 나라의 심장병으로 인한 사망률이라고 할 수 없
지만 사망요인을 아는 데 하나의 큰 지표가 된다.

어쨌든 이 그림에서도 알 수 있듯이 선진공업국인 나라에 심
장병이 많다. 반대로 개발도상국에서는 매우 적다. 이것은 무엇
을 의미하는 것일까.

그 요인은 여러 가지 생각할 수 있지만 가장 중요한 것은 앞
에서도 말했듯이 식생활의 차이일 것이다. 즉 선진공업국이라고
하는 나라들은 식료품이 풍부하고 동물성 지방이나 당질을 과잉
으로 섭취하는 경향이 강하다. 한편, 개발도상국은 식료품 사정
이 나쁘고 동물성 지방보다는 식물성 지방을 많이 섭취할 것이
다. 이 차이가 심장병을 적게 하는 최대의 이유일 것이다. 종종
학자들 사이에서도 심장병을 '서미트(정상)병'이란 별명을 붙여

부르곤 한다. 서미트(the Summit)는 선진 7개국 정상들에 의해 개최되는 국제회의인데 심장병이 서미트 가맹국에 특히 많다고 하여 사회비판을 받기도 한다.

주목을 받고 있는 일본의 심장병

일본은 지금 세계 제1의 경제대국이며 서미트 가맹국이다. 그러나 미국, 영국, 프랑스, 독일(구서독) 등과 비교하면 심장병으로 인한 사망률은 3분의 1 내지 2분의 1로 아주 낮다. 이런 상황을 보고 구미학자들은 모두 머리를 갸웃한다. 어째서 경제대국이며 생활수준이 높은 일본이 허혈성심질환이 적을까. 구미학자들은 이 사실에 주목하여 자국의 심장병 환자를 줄이기 위해 일본 심장병을 연구 중이다. 하지만 일본도 이전에 비하여 급증하고 있다. 그 최대의 이유는 생활양식의 서양화이다.

그런데 심장병이라고 하면 이전에는 미국이 총본산이라고 할 정도였다. 그러나 최근에는 완전히 바뀌어 사망률이 크게 떨어져 1963년 이래 뇌졸중과 함께 계속 감소하고 있다.

버터를 듬뿍 바른 빵, 베이컨과 2개 이상의 달걀을 이용한 요리, 많은 우유 이것이 미국사람들의 식사패턴인 동물성 중심의 아침식사였다. 최근에는 버터 대신 마가린, 베이컨 대신 지방이 적은 닭고기나 생선후라이류, 그리고 생야채나 신선한 주스가 아침식사로 완전히 바뀌었다. 그리고 주 1회는 식탁에서 스테이크를 추방하는 움직임이 일어나고 있다. 미국은 거액의 비용을 들여 이 캠페인을 강력히 추진하고 있다.

2. 심장의 구조와 역할을 알자

4개의 방과 4개의 판

우리는 눈으로 자신의 심장을 직접 볼 수는 없지만, 가정 의학백과사전이나 의학잡지 등을 통해서 심장의 위치나 크기 등에 대해서 대강 어느 정도 알고 있다.

심장의 크기는 성인 남자의 경우 평균 250g이고 자신의 주먹보다 조금 크다. 그러면 심장 내부를 살펴보기로 하자. 심장 내부에는 4개의 방과 4개의 판이 있다.

오른쪽에 우심방과 우심실, 왼쪽에 좌심방과 좌심실이 있다. 그리고 이 4개의 방에는 혈액의 역류를 방지하기 위해 각각 4개의 판이 있다. 우심방과 우심실 사이에는 삼첨판, 우심실의 출구에는 폐동맥판, 좌심방과 좌심실 사이에는 승모판, 동맥혈을 전신에 보내는 좌심실의 출구에는 대동맥판이 있다(그림 2-1).

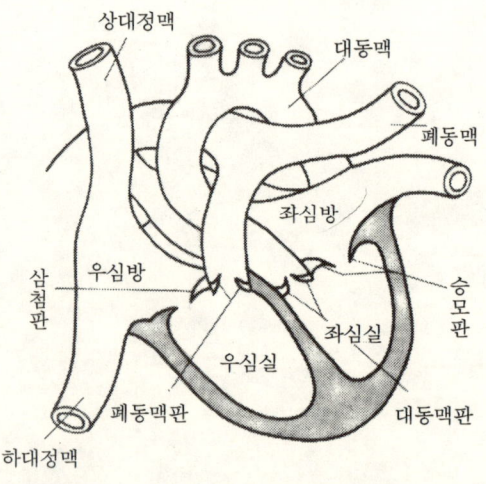

〈그림 2-1〉 심장의 4개의 방과 4개의 판

혈액순환의 구조

먼저 심장에서 나온 혈액은 전신을 돌고 우심방으로 온다. 이 혈액을 정맥혈이라고 한다. 우심방으로 돌아온 혈액은 심방의 수축에 의해 더욱 안으로 보내진다. 이 직후에 심실이 확장함과 동시에 우심방과 우심실 사이에 있는 삼첨판이 열리고 정맥혈은 우심방에서 우심실로 간다. 이때, 폐동맥판은 닫히고 정맥혈은 우심실에 가득 찬다.

우심실이 정맥혈로 가득 차면 다음에 심실이 수축하고 폐동맥판이 열려 혈액은 산소의 보급장소인 폐로 보내진다. 이때 삼첨판은 닫혀 정맥혈의 역류를 방지한다. 이와같이 심장의 오른쪽에서는 심장에 돌아온 정맥혈이 우심방→삼첨판→우심실→폐동맥판→폐로 보내진다.

폐에서 좌심방으로, 그리고 좌심실로

폐동맥판을 지나 폐동맥으로 들어간 정맥혈은 작게 갈라진 폐의 혈관으로 보내진다. 폐에는 폐포라고 불리는 세포가 가득 차 있는데, 여기에는 호흡에 의해 코나 입을 통해 들어온 산소가 꽉 차 있다. 폐포는 직경 $1m\mu$의 작은 주머니로 그 수는 폐 전체에 2,3억개나 된다고 한다. 이 주머니(폐포) 안에는 산소가 가득 차 있고, 표면에는 폐동맥에서 갈라져 나온 수많은 혈관망으로 둘러싸여 있다.

폐동맥에서 보내온 혈액 속의 적혈구는 폐포의 얇은 세포막을 지나 빠르게 산소를 받아들이는 한편, 몸의 여러 세포로부터 받은 이산화탄소를 방출하여 정맥혈이 동맥혈로 바뀐다. 이때 암적색인 정맥혈은 선명한 적색의 동맥혈로 변신한다. 이 현상을 가스교환, 혹은 호흡작용이라고 한다.

폐에서 이산화탄소를 내보내고, 산소를 보급한 동맥혈은 수많은 가는 혈관망을 지나 폐정맥으로 들어간다. 그리고, 이 폐정맥을 지나 좌심방으로 흘러간다. 심장의 왼쪽도 오른쪽과 같은 작용을 한다. 좌심실이 확장하면 그 경계에 있는 승모판이 열리고 동맥혈이 좌심방에서 좌심실로 흘러간다. 이때 승모판이 닫힘과 동시에 좌심실이 수축하고 대동맥판이 열려 동맥혈이 좌심실에서 대동맥으로 흘러가게 된다. 이렇게 해서 산소가 충분히 함유된 동맥혈은 대동맥을 지나 전신으로 보내져 구석구석에 있는 세포에 산소와 영양분을 공급하게 된다.

이 일련의 움직임이 전혀 어긋나지 않으면서 잠시도 쉬지 않고 반복된다. 우심실과 좌심실의 벽은 어느쪽이 두꺼운가. 거의 똑같다고 생각하는 사람이 많겠지만 실제로는 우심실의 벽이 2~3mm인 데 반해 좌심실의 벽은 10mm로 비교가 안될 정도로 두껍고 튼튼하게 되어 있다. 그것은 혈액을 폐에 보내는 압력보다는 몸 전체에 보내는 압력이 크지 않으면 안되기 때문이다. 따라서 심장의 펌프작용에서 가장 중요한 것은 좌심실이라고 할 수 있다.

대동맥에서 전신으로

혈액은 좌심실에서 직경이 약 3cm인 대동맥을 지나 동맥, 세동맥으로 갈라지면서 모세혈관에 도달하여, 이곳에서 세포에 산소와 영양분을 공급하면서 이산화탄소 등의 노폐물을 받아 다시 우심방으로 간다. 이것이 혈액순환계이다.

인간의 몸속에는 혈액이 어느 정도 있을까. 보통, 체중의 13분의 1 정도라고 한다. 또 체중 1kg당 80ml를 가진다고도 한다. 보통, 의사가 환자의 혈액량을 계산할 때는 후자를 이용하는 경우가 많다. 예를 들면 60kg인 사람은 $60 \times 80 = 4,800ml$의 혈액이 있다는 것이 된다.

그렇다면 좌심실에서 나가는 혈액은 얼마나 빠르게 전신을 한 바퀴 도는가. 통상 혈액의 흐름은 대동맥에서 초속 1m이고, 말초혈관에 가면 속도는 떨어져 모세혈관에서는 초속 1mm로 아주 느리게 된다. 따라서 이러한 것들을 생각해 보면 혈액은 20초에 몸을 한 바퀴 돈다.

대동맥의 직경은 약 3cm로서 혈관 중에서도 가장 크고, 세동맥에서는 직경 50μ 전후로 작아져 모세혈관에 도달하면 $1m\mu$ 정도의 극히 작은 마이크로 세계가 된다.

이와같이 혈관은 신체의 말단에 가면 갈수록 좁아지지만 혈관의 내부는 어떻게 되어 있을까. 먼저, 대동맥 혈관벽의 구조를 들여다보자. 혈관은 3개의 층으로 되어 있다(모든 동맥의 구조가 그렇다)(그림 2-2).

혈관의 가장 안쪽의 층을 내막, 가운데의 층을 중막, 그리고 밖의 층을 외막이라고 한다. 내막과 외막은 얇은 막으로 되어 있으나, 중막은 두꺼운 층으로 되어 있다.

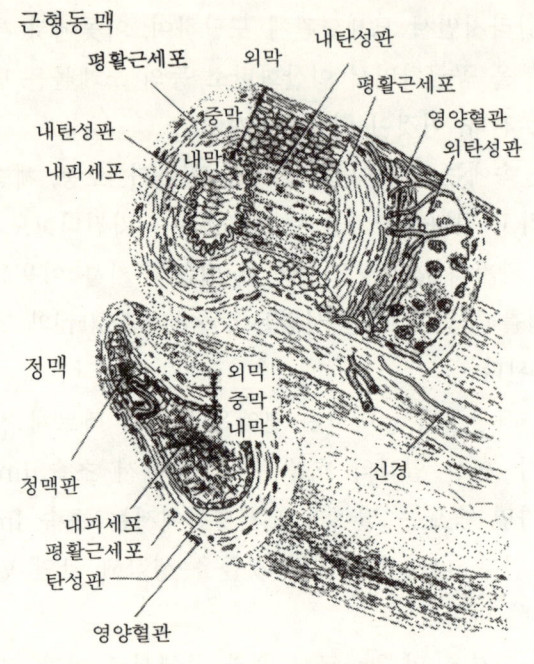

근형동맥

<그림 2-2> 혈관의 구조

혈관벽의 안쪽을 보호하도록 내피세포가, 그 다음에 혈관에 탄력성을 갖도록 내탄성판이, 나아가서 그 밖을 몇 겹으로 둘러싸도록 평활근이란 근육세포가 덮고 있다. 그림을 보면 평활근의 외측을 외탄성판이라고 하는 세포가 덮고 있다.

그런데, 대동맥에서 모세혈관에 이르기까지의 혈관 내부구조는 아주 똑같은가. 대동맥에서 동맥, 세동맥으로 갈라지면서 작아지지만, 이에 따라 평활근의 두꺼운 층이 얇아지고 모세혈관에 이르면 평활근의 층 사이에 틈 같은 것이 생긴다. 그렇게 하여 혈관벽의 가장 안쪽의 내피세포가 투명하게 보인다. 혈관벽이 그만큼 얇아지고, 얇아진 혈관벽을 통해 혈액이 밖으로 천천히 내보내진다. 그리고 이곳에서 처음으로 혈액은 최종 목적인 산소나 영양분을 세포에 공급하고 세포로부터 이산화탄소나 노폐물을 받아 정맥피가 되어 정맥계를 지나 우심방으로 간다.

전신에 그물망처럼 퍼져 있는 혈관을 전부 합치면 그 길이가 10만km는 충분히 되고, 지구의 두 바퀴 반이 되는 길이이다. 이 먼거리를 하루도 쉬지 않고 혈액은 순환활동을 하고 있다.

심장은 왜 움직이는가 - 자극의 지령실

심장이 오므라드는 것을 '수축'이라 하고 반대로 팽창하는 것을 '확장(이완)'이라고 하는데, 이미 설명한 것처럼 심장은 이 반복 리듬에 따라 혈액을 전신에 보내고 있다. 그럼, 이 리듬은 심장 어느 부분에서 발생하고 어떤 명령계통에 따라 각 세포에 전달되는 것일까.

동물실험에서 개나 쥐의 심장을 꺼내어 그 심장에 산소와 영양을 공급해 주면 언제까지나 계속 움직인다. 이것은 심장의 근육세포 자체가 뇌의 지령에 따르지 않고 스스로 움직이는 능력을 가지고 있는 것을 나타내고 있다. 이것을 자동능(自動能)이라고 한다.

이런 자동능을 가진 근육세포가 집중해 있는 장소는 우심방의 상부, 즉 우심방이 상대정맥과 접하는 부근이다. 이 장소를 동방결절 또는 동결절이라 부르며, 이곳에서 심장수축을 일으키는

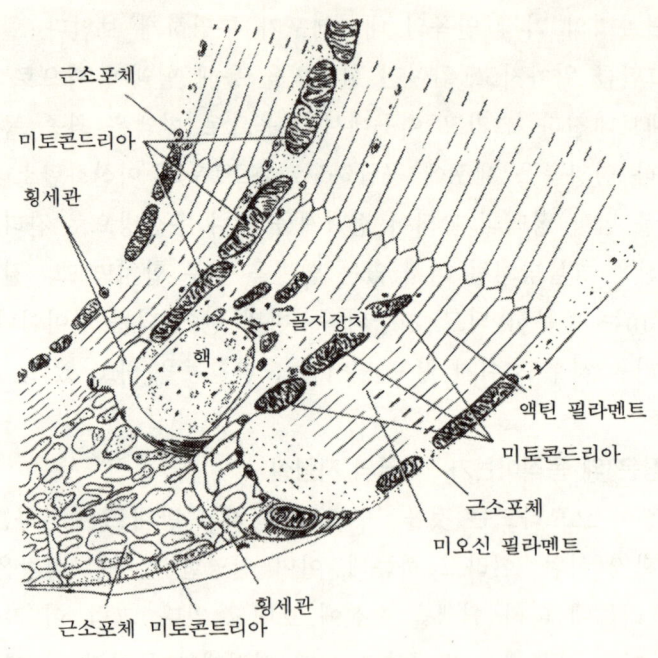

근소포체

미토콘드리아

횡세관

골지장치

핵

액틴 필라멘트

미토콘드리아

근소포체

미오신 필라멘트

근소포체 미토콘트리아

횡세관

〈그림 2-3〉 심근세포의 모식도

지령이 나온다. 말하자면, 심장의 통제실이라고 할 수 있다. 이 동결절은 폭이 약 5mm, 길이가 약 10mm의 특수한 세포군이고, 여기에 있는 자동능을 가진 세포를 페이스메이커(pace maker)라고 부른다. 문자 그대로 심장의 리듬을 지배하는 곳이다. 이 페이스메이커의 세포에서 발생한 전기자극에 의해 심장의 근육은 수축을 일으키지만, 그 수축의 메커니즘을 아는 데는 먼저 심근세포의 형태나 구조를 알 필요가 있다.

최근에는 높은 배율의 전자현미경의 발달로 마이크로의 세계

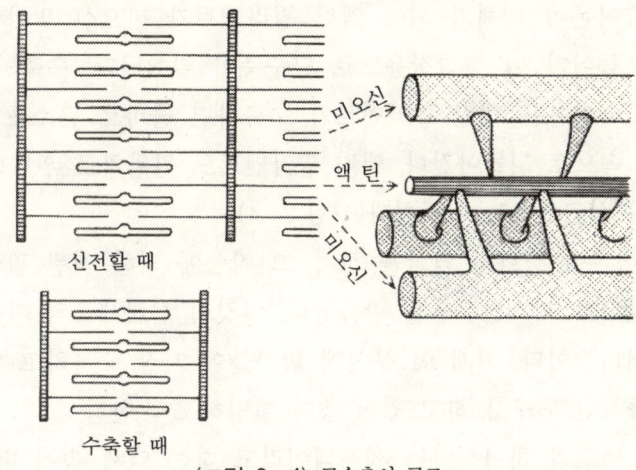

신전할 때

수축할 때

〈그림 2-4〉 근수축의 구조

까지 관찰이 가능해졌다. 심장의 근육벽에서 심근세포를 꺼내어 전자현미경으로 보면 하나의 심근세포에서 가장 먼저 핵을 볼 수 있다. 그리고 끊임없이 심장을 계속 움직이고 있는 심근세포에 에너지를 공급하는 미토콘드리아(에너지원이 되는 ATP를 생산한다)를 확인할 수 있다.

그리고 이 미토콘드리아 옆에 수축의 중추인 가는 근세포(액틴 필라멘트와 미오신 필라멘트)가 세로로 무수하게 달리고 있다. 그 외에 횡세관(필라멘트와 단단하게 연결되어 있는 관)이나 근소포체(칼슘이온을 내장하고 있는 세포주머니) 등이 복잡하게 줄지어 있는 것이 보인다(그림 2-3).

동결절에서 발생한 전기자극이나 흥분이 횡세관을 통해 근소포체에 도달되면 근소포체의 주머니에서 칼슘이온이 방출된다.

이 칼슘이온이 매체가 되어 액틴 필라멘트가 미오신 필라멘트 사이에 들어가 이 충격작용으로 근수축이 일어난다. 수축의 매체인 칼슘이온은 액틴 필라멘트가 수축하면 곧바로 근소포체의 주머니 속으로 되돌아간다. 액틴 필라멘트도 원위치로 후퇴한다. 그 결과 심근세포는 이완한다(그림 2-4).

칼슘이온이 점화의 역할을 하며, 그 작용에 의해 액틴 필라멘트가 앞뒤로 피스톤운동을 반복한다. 이것이 심근세포의 자동수축 메커니즘이다. 현재 이 분야에 학자들이 가장 주목하고 있으며 집중적인 연구를 하고 있어 좀더 설명하고자 한다.

인체 세포의 하나하나는 세포액이라고 하는 액체 속에 떠 있는 형태로 존재하고 있다. 세포액은 전기를 띠고 있어(電荷), 각각의 세포는 세포막을 경계로 내측과 외측에 여러 가지 물질이 이온상태로 존재하고 전기적으로 균형을 이루고 있다. 예를 들면, Na, Cl, Ca, Mg 등이 모두 이온화하여 세포의 안팎에 있으며 전체로서는 세포의 외측이 +, 내측이 - 가 되어 경계구역이 정해져 있다. 이것이 정상이며 안정된 세포의 모습이고 세포막을 경계로 외측이 양극, 내측이 음극으로 나뉜 상태이기 때문에 이것을 분극상태라 부르고 있다. 동결절로부터 전기자극이나 흥분이 근세포에 전달되어 세포 안에 있는 근소포체로부터 칼슘이온이 나오게 된다. 이 동안에 세포 밖에 있는 칼슘이온이 세포막을 통해 빈집이 된 근소포체 안으로 빠르게 들어간다. 나온 칼슘이온이 다시 근소포체로 들어가면서 근소포체에 들어 있던 칼슘이온은 세포 밖으로 추방된다. 이와 동시에 세포막의 입구를 통해 많은 이온이 출입하며, 안정된 분극상태가 무너지고 순간적으로 세포막 안팎의 전위차가 없어진다. 이것을 탈분극이라고 한다. 다시 천천히 세포막을 통해 안팎 이온의 유입과 유출이 생기며 다시 안정된 분극상태가 된다. 이것으로 근육의 수축과정이 완전하게 끝난다.

동결절에서의 주기적인(보통 1분간 60~80회) 전기자극에 따라 이 탈분극이 반복되며 심장의 주기적 수축이 일어난다. 심장 이외의 손이나 발의 근육(골격근)에는 이와같이 무한정으로 반복·수축하는 자동능은 없다. 심근세포는 하루도 쉬지 않고 일생 동안 수축을 반복한다.

페이스메이커에서 자극은 어떻게 전해지는가

그리고 동결절에서 일어난 이 전기자극(신호)은 어떤 전달 경로로 심장에 전해지는가. 그 전달시스템에 대하여 생각해 보자 (그림 2-5).

동결절은 문자 그대로 심장의 페이스메이커이고, 이 동결절에서 나온 전기자극이 심장 수축을 일으키고 심장을 리드미컬하게 움직이게 하는 근원이 된다.

동결절에서 나오는 전기자극은 좌우의 심방 전체로 동시에 전해진다. 이와 동시에 좌우의 심방은 빠르게 수축한다. 이 전달속도는 초속 100cm의 빠른 속도이다.

심방 전체에 전달된 전기자극은 좌우의 심실에 전달되지만 이 자극이 통과하는 경로는 미리 정해져 있어 자극은 모두 이 경로

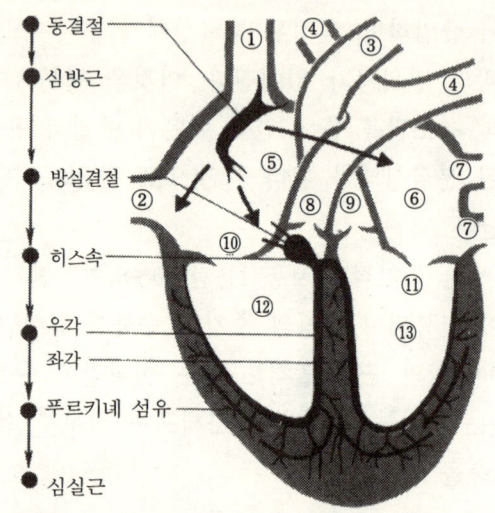

● 동결절
● 심방근
● 방실결절
● 히스속
● 우각
● 좌각
● 푸르키네 섬유
● 심실근

① 상대정맥 ② 하대정맥 ③ 대동맥 ④ 폐동맥
⑤ 우심방 ⑥ 좌심방 ⑦ 폐정맥 ⑧ 폐동맥판
⑨ 대동맥판 ⑩ 삼첨판 ⑪ 승모판 ⑫ 우심실 ⑬ 좌심실
〈그림 2-5〉심장 내 흥분 전달방식 -자극전도계

를 통과하도록 되어 있다. 말하자면 전용 고속도로이다. 이 전용 도로는 자극전달로, 혹은 자극전도계라고도 한다.

보통 동결절을 떠나 심실로 향하는 고속도로는 심방 안에 3개가 있고 좌우의 심방을 연결하는 도로가 또 하나 있다. 이러한 심방 안의 전달도로는 마침내 합류지점에서 만나는데, 이 심방과 심실의 경계에 있는 합류지점을 방실결절이라고 하고, 자극은 이 방실결절의 바로 밑에 있는 히스속(his band)에 전해진다.

여기에서 특징적인 것은 이 방실결절에서 자극의 전달 속도가 뚜렷하게 느려진다는 것이다. 초속 100cm로 전해온 자극은 갑자기 방실결절에서 초속 1cm 정도가 된다고 한다.

방실결절에서 전도가 갑자기 느려지는 것은 일종의 안전판 역할을 하기 때문이다. 만약 심방에 이상한 흥분이 발생하거나 1분에 200 혹은 300회의 심방수축이 일어났다고 하면〔뒤에서 설명하는 심방세동이나 상실성 빈맥(上室性 頻拍) 등〕 방실결절에서 전달속도가 느려지기 때문에 심방의 빠른 흥분이 방실결절에서 멈칫하여 심방의 흥분은 전부 심실 쪽으로 전해지지 않는다. 심방은 혈액을 저장해 두는 곳으로 빨리 수축해도 상관없지만, 심실은 혈액을 전신에 보내는 중요한 역할을 하고 있기 때문에 너무 빨리 뛰면 충분한 혈액을 보내지 못하는 중대한 결과를 초래한다. 따라서 방실결절은 심실의 관문과 같은 것으로, 이곳에서 심방으로부터의 자극을 체크하여 적당한 간격을 두고 심실에 보내는 일도 하고 있다. 정말 기가 막힐 정도로 잘된 구조이다.

히스속을 통과한 자극은 좌우의 심실로 가는 각(脚)이라고 하는 길을 통하고, 여기에서 다시 초속 100cm로 두 심실 근육에서 말단이 있는 푸르키녜 섬유(Purkinje fiber)로 전달되어 간다. 그리고 자극이 여기까지 도달하면 심실은 재빠르게 반응하고 강하게 수축한다. 이렇게 절묘한 시간적 간격에 의해서 비로소 심장이 규칙적으로 박동할 수 있는 것이다.

펌프작용으로서의 심장

사람의 심장은 하루에 몇 번 박동하며, 얼마나 많은 혈액을 전신에 보내는가. 보통 심장은 1분에 60 내지 80회 박동하고, 한 번 수축할 때마다 80ml의 혈액을 전신에 보내고 있다. 따라서 평균 1분간 70회로서 계산하게 되면 70(회)×60(분)×24(시간)=100800회가 되어, 하루 약 10만회 박동하여 8톤의 혈액을 내보내는 것이 된다. 따라서 1개월 동안엔 약 300만회로서 240톤, 1년 동안엔 3600만회가 되어 2880톤이 된다. 따라서 일생을 80으로 생각하면 28억 8000만회가 되어 23만 400톤의 방대한 혈액을 심장은 전신에 내보내게 된다.

그러면, 왜 평생 쉬지 않고 일해도 심근세포는 피로하지 않을까. 예를 들면 손이나 발의 근육(골격근)은 사용하면 피로해지고 오래되면 당연히 교체가 필요하며 또 교체가 된다. 그러나 심근세포는 일생 동안 새로운 세포와 교체도 하지 않으며 쉬지 않고 일한다.

그런데 이러한 일을 하는 데는 에너지가 필요하며, 세포 안에는 에너지원이 되는 ATP를 생산하는 미토콘드리아라고 불리는 공장이 있다. 미토콘드리아는 산소를 풍부하게 사용하여 에너지를 만드는 일을 한다.

심근세포와 손, 발의 근육세포를 비교하면 이 미토콘드리아가 심근세포에 많고 모양도 크다는 것이 최근에 겨우 알려졌다. 즉 심근세포는 다른 근육세포에 비하여 활발하게 작용하며 그만큼 많은 에너지를 필요로 한다. 미토콘드리아 수가 많고 모양도 큰 것은 그 때문이라는 설이 강하다.

그런데 심근세포는 왜 피로해지지 않을까 하는 것이 첫 의문이다. 세포는 앞에서 설명했듯이 당질이나 지방을 에너지원으로서 이용하지만 이때 젖산이란 물질이 생긴다. 이 젖산은 피로물질의 일종으로 이것이 축적되면 근육의 작용이 약해진다. 소위 피로이다. 심근세포는 미토콘드리아에 의해 풍부하게 받아들인 산소를 유효하게 이용하여 에너지를 만들어 냄과 동시에 피로물질인 젖산이 세포 안에 축적되지 않도록 풀 가동한다. 이 시스템 덕분에 피로하지 않고 계속 일할 수 있는 것이다. 이것이 팔, 다리의 근육세포와 크게 다른 점이다.

그럼 심장이 쉬지 않고 계속 일하기 위해서는 어느 정도 산소를 필요로 하는가. 안정시에는 심장이 내보내는 혈액량(심박출량)은 매분 5.6l이다. 그리고 심장은 이 박출량의 13분의 1 내지 15분의 1인 약 300ml의 혈액을 공급하고 있다.

심장이 수축하거나 확장하기 위한 1분당 산소 소비량은 100g당 약 8~15cc라고 한다. 심장의 무게는 약 250~300g이므로 1분당 산소 소비량은 20~45cc가 된다. 그리고 이 중에서 약 80%가 수축활동에 이용되며 나머지 20%는 계단을 오를 때, 무거운 물건을 움직이는 등의 긴급시에 소비된다.

그런데 공급된 동맥혈 속에는 다량의 산소가 포함되어 있지만, 심장은 공급된 산소 중에서 70%나 이용하고 있다. 다른 장기와 비교하면, 간장이나 신장에서 약 10%, 뇌에서 기껏해야 20% 정도라고 한다. 심장이 얼마나 많은 산소를 필요로 하며 또 소비하고 있는지 쉽게 알 수 있다.

단 이것은 안정시의 소비량으로, 계단을 오르거나 무거운 짐을 운반할 때, 특히 격렬한 운동을 하면 비약적으로 많은 산소를 소비하게 된다.

심장의 혈관-관상동맥

심장병에는 관상동맥경화라든가 관연축이라는 말을 자주 사용한다.

관동맥 혹은 관상동맥이란 어떤 동맥인가. 심장 자체도 다른 장기와 같이 근육으로 되어 있다. 산소나 영양분이 공급되지 않으면 움직일 수 없다. 특히 앞에서 말한 것처럼 심장은 많은 산소를 필요로 한다. 그래서 심장 근육에도 산소와 영양분을 공급하는 혈관이 있다. 이것이 소위 관상동맥이고, 이것이 심장에 산소와 영양분을 공급하는 혈관이다.

관상동맥은 대동맥의 끝부분에서 좌우 하나씩 나오고, 왼쪽 관상동맥은 다시 두 갈래로 갈라져 각각 전하행지(前下行枝), 회선지(回旋枝)라고 한다(그림 2-6). 전하행지는 좌심실 전면의 심근에 혈액을 공급하고, 회선지는 심장의 뒷면을 돌아 심근의

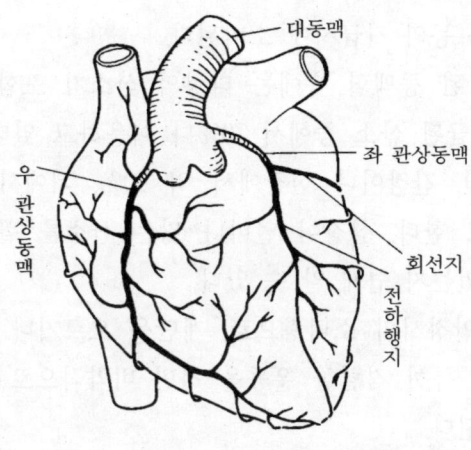

〈그림 2-6〉 관상동맥

뒤쪽에 혈액을 보낸다. 우 관상동맥은 두꺼운 가지 없이 줄기로
역시 심장 뒤쪽으로 향해 있다. 심장 근육에 혈액을 보내는 혈
관은 3개의 관상동맥이 중심이고, 관상동맥의 두꺼운 부분은 심
장의 표면을 달리고 있지만 차차 좁게 갈라져 말단에는 모세혈
관이 되어 심근의 가장 깊숙한 곳까지 들어간다.

3. 심장에 혈액(산소)이 부족해지면

산소가 부족한 심장

심장병에서 특히 문제가 되는 것은 중고령자에게서 나타나는 협심증과 심근경색이다. 이것들이 특히 무서운 것은 돌연사와 직결되기 때문이다.

이러한 병의 원인은 관상동맥의 동맥경화에 있다. 관상동맥의 동맥경화로 관상동맥의 내경이 좁아진다. 따라서 이 관상동맥을 흐르는 혈액의 양이 감소한다. 그 결과 관상동맥이 지배하는 심근의 영역에 혈액이 충분히 공급되지 못한다. 이 상태를 심근허혈(심장 근육에 혈액이 부족한 상태)이라고 한다. 이와같이 심근허혈로 발생하는 심장병이 허혈성심질환이고, 그 대표적인 것으로서 협심증, 심근경색이 있다. 심근이 허혈상태가 된다는 것은 바꾸어 말하면 심장이 산소 부족 상태에 빠지는 것을 의미한다.

이같은 허혈상태는 심근만이 아니라 다른 장기에도 똑같이 일어난다. 보통 우리들의 장기나 조직에는 끊임없이 산소가 공급되고, 이 산소에 의해 에너지원을 연소시켜 몸의 기능을 정상으로 유지하고 있다. 그러나 만약 특정한 장기에 산소 공급량이 소비량 이하로 감소하거나 반대로 그 장기의 산소 소비량이 공급량을 넘을 만큼 증가하여 수급의 균형이 깨지면 장기나 조직은 고장을 일으키게 된다. 이것이 허혈상태이며 산소의 수요량이 공급량을 웃도는 상태가 된다. 이렇게 되면 당연히 장기는 정상적인 기능을 하지 못할 뿐 아니라 이 상태가 계속되어 산소 공급이 완전히 멈추면 장기는 죽게 된다(조직 괴사).

예를 들면, 일상생활에서 자주 경험하는 것 중의 하나로서 오랫동안 앉아 있다가 갑자기 일어서면 어지러워지는 경우가 있다. 소위 현기증이다. 오래 서 있는 경우에는 혈액이 중력에 의해 밑으로 흐르게 되어 뇌로 가는 혈류량이 감소한다. 따라서 이것을 방지하기 위해 하지의 혈관을 수축시키거나 심장에서 나가는 혈액량을 늘려 뇌로 가는 혈액량이 감소하지 않도록 조절하고 있다. 이 조절은 자율신경이 하고 있다.

하지만 앉아 있는 상태에서 갑자기 일어나면 자율신경의 조절이 늦어 일시적으로 뇌로 가는 혈류량이 감소한다. 즉, 뇌는 산소 부족 상태가 되고 그 결과 눈앞이 캄캄해지거나 넘어지는 경우가 있다. 뇌가 일시적으로 정상적인 기능을 상실하기 때문이다. 이같은 상태를 일과성 뇌허혈이라고 한다.

또, 어떤 원인으로 뇌에 혈액을 보내는 동맥이 막혀 혈류가 차단되면 앞부분의 조직으로 가는 혈류도 차단된다. 이것이 소위 뇌경색이다. 뇌경색이 되면 반신마비 등의 증세가 생긴다. 이런 상황이 심장에서 발생하면 심근경색이 된다.

언덕을 오르거나 갑자기 운동을 하면 심근의 산소 소비량이 증가하는데 이때 공급량이 충분치 않으면 심근은 허혈상태에 빠진다. 이와 같은 상황은 협심증을 유발시킨다.

심근허혈은 왜 일어나는가

그럼 어떤 질병이 심근허혈을 일으키는가 알아보자.

먼저 관상동맥이 좁아지거나 막히는 원인 중에서 가장 많고 중요한 것이 관상동맥경화에 의한 허혈성심질환(협심증, 심근경

색 등)이지만 일으키는 요인으로서 주목받고 있는 것이 대동맥
염증후군(大動脈炎症候群)이라 불리는 병이다. 이 병은 '원인불
명의 대동맥 및 커다란 분지동맥(分枝動脈)의 비특이적 염증으
로 인한 모든 증상의 총칭'으로 정의되고, 교원병(膠原病) 등에
의한 것도 많고 젊은 여성에 나타나는 경우도 있다. 쉽게 말하
자면 대동맥의 염증으로 흉터화하여 혈관 내경이 좁아지고, 그
것이 관상동맥 입구 부근에 생기면 협심증의 증상을 일으킨다.

또 이와는 달리 결절성 동맥주위염(periarterities nodosa)이라는
병이 있는데, 이것이 어떻게 일어나는지는 아직 잘 모른다. 그러
나 일반적으로는 침출성(exudative) 괴사성 혈관염으로 자가면
역질환이라고 한다. 이것도 흉터화하여 관상동맥 내부가 좁아지
고 그 때문에 심근경색을 일으키는 것으로 알려져 있다.

더욱이 주로 4세 이하의 유아기에 일어나는 소위 가와사키병
도 심근허혈의 원인이 된다고 한다. 이 병은 원인불명의 열성질
환으로 혈관염에 걸리고 그 후유증에서 관상동맥류, 심근염 등
이 일어나 그것이 나중에는 심근경색을 일으키는 경우도 있다고
한다.

이밖에도 선천성 관상동맥이상, 당뇨병 등 대사성 질환, 고혈
압, 해리성 대동맥류 등의 대동맥질환, 그 외에 일종의 판막증
(특히 대동맥판막증), 특발성 심근염 등 여러 가지의 질병이 심
근허혈상태를 일으키는 원인이 되고 있다(표 3-1).

관상동맥경화는 왜 일
어나는가

동맥경화는 전문적
으로 '동맥벽의 비후
(肥厚), 경화, 체류, 축
적을 가져 오는 동맥
병변(動脈病變)의 총
칭'으로 정의되고 있
다.

동맥경화는 대동맥
이나 중형동맥에 일어
나는 죽상경화(粥狀硬
化)와 세동맥에 일어
나는 세동맥경화로 나

〈표 3-1〉 심근허혈의 발생원인

1. 폐색성 관상동맥질환 : 관상동맥경화, 대동맥염
   증후군, 결절성 동맥주위염, 가와사키병
2. 선천성 관상동맥이상 : 단일관상동맥, 관상동맥
   기시부이상, 관상동맥형성부전, 관상동정맥루
3. 심근교락(myocardial bridge, myocardial
   loop)
4. 관상동맥스파즘
5. 심근내 소동맥질환 : 신경근질환, 당뇨병, 고혈압,
   파종성 혈관내 응고이상증후군, 경구피임약(pill)
6. 관색전(증)
7. 교원병성 혈관질환
8. 해리성 대동맥류, 동맥류
9. 혈관매독
10. 대동맥판질환, 승모판질환
11. 특발성 심근증
12. 원발성 폐고혈압증
13. 헤모글로빈 산소해리이상
14. 저혈당, 쇼크상태, 부정맥, 급성췌장염, 담석증,
    고칼륨혈증, 아밀로이드증(유전분증), 신생물,
    고산병, 저산소혈증, 일산화탄소중독, 인중독,
    빈혈, 다혈증, 갑상선 기능이상, 카테콜아민
    분비과다

눌 수 있다. 이 중에서 허혈성심질환과 깊은 관계에 있는 것이
죽상경화이다. 동맥경화는 연령과 함께 발생하는 생리학적인 노
화현상의 하나로 생각되고 있지만, 일어나는 과정에는 여러 가
지 인자가 복잡하게 얽혀 많은 병을 일으키고 있다.

현재 자세한 것은 아직 모르지만 내피세포의 손상이 동맥경화
를 일으키는 최초의 계기가 되는 것은 아닌가 하고 일반적으로
생각하고 있다.

그럼 그 내피세포의 손상은 무엇 때문에 일어나는가. 동물실
험에서 분명해진 것은 토끼의 대동맥 앞끝에 풍선이 붙은 도관

(catheter;지름이 1~2mm인 관)을 삽입하여 앞끝의 풍선을 불려 동맥의 안벽을 문질러 내피세포에 상처를 낸다.

그리고 2개월 동안 17종류의 콜레스테롤을 포함한 먹이를 계속 준다. 2개월 후에 동맥의 조직표본을 만들어 현미경으로 관찰하면 동맥의 내막은 확실히 두꺼워지고 포말세포, 평활근세포, 교원섬유라고 불리는 세포섬유가 많이 나타나 고도의 동맥경화의 증상이 보인다고 한다. 이와 같은 상태를 일반적으로 죽상경화라고 부른다. 그밖에 동맥에 열을 가하거나 얼리거나 방사선을 쪼이거나 전기자극을 주어 동맥경화를 만드는 보고도 있다.

그러나 실제 살아 있는 인간에게 이러한 실험 같은 강한 자극을 줄 수 있느냐 하는 것이 문제이다. 현재 가능한 것은 기계적인 자극, 즉 고혈압이나 동맥이 갈라지는 부분의 혈류가 나빠지는 것, 또 화학적인 자극으로 흡연에 의한 저산소(헤모글로빈이 일산화탄소와 결합하고 산소를 운반하는 능력이 저하한다)나 혈액 속에 지방이 많아지는 고지혈증 등이다. 이러한 것들도 동맥경화를 일으키는 위험인자로 알려져 있다.

포말세포라는 것은 죽상경화를 일으키는 세포이지만 그것이 어째서 생기는지, 어떤 역할을 하는지 등은 아직 잘 알려져 있지 않다. 다만 내막에 침착한 지질(주로 콜레스테롤)을 처리하기 위해 동원되고 그것을 세포 안으로 들어가게 하는 역할을 하는 것으로 생각된다. 이것을 탐식작용이라고 하는데, 너무 먹어 포말세포가 부서지면 죽상경화도 무너져 버린다고 생각한다.

이것을 죽종(粥腫)의 붕괴라고 한다. 이 상태는 마치 홍수로

제방이 무너져 토사가 하천으로 흘러 구덩이가 생긴 것으로, 그
하류에 물이 고인 곳에 나무나 흙 등이 쌓여 더욱 흐름이 나빠
진 상태와 비슷하다. 한마디로 말하면 혈관 내부에 덩어리가 생
긴 것과 같이 이 부분에 점차 혈액이 고여 단단해진다. 이것이
소위 혈전(血栓)으로 이 혈전이 관상동맥을 좁히거나(관상동맥
협착) 완전히 차단하기도(관상동맥폐색) 한다. 전자가 협심증, 후
자가 심근경색의 원인이 된다. 그러나 이 혈전이 어떻게 형성되
는지 자세한 메커니즘은 현재 불명확한 점이 많다.

관상동맥연축이란 무엇인가

관상동맥경화에 의한 관상동맥협착과 함께 허혈성심질환으로
서 중요한 것이 관연축(관상동맥의 경련)이다. 관상동맥연축은
혈관이 좁아진 부분의 유무에 관계없이 일어난다. 좁아진 관상
동맥에 관상동맥연축이 생기면 혈관 내부가 더욱 좁아진다. 좁
아지지 않은 관상동맥에 일어난 경우에도 혈관의 내경이 거의
없어질 정도로 좁아진다. 이 관연축은 나중에 설명하는 이형(異
型)협심증의 발병에 아주 중요한 역할을 하고 있는 것은 잘 알
려져 있다. 그러나 그 이외의 노작협심증, 안정협심증, 심근경색
등의 허혈성심질환이 일어나는 경우에도 깊이 관련되어 있다.
이것은 나중에 자세히 설명하기로 하자.

최근에는 심근경색이 일어난 직후에 관상동맥 조영(심도자를
사용하여 조영제를 관상동맥에 주입하여 협착부분이나 혈전을 확인
하는 검사)를 하며, 관상동맥에 혈전용해제를 주입하여 혈전을

용해시키는 치료법이 많이 행해지고 있다. 이것을 선택적 관상 동맥내 혈전용해법(PTCR)이라고 한다.

치료할 때 관상동맥의 내부가 극도로 좁아진 부분이 종종 발견된다. 그러나 안에는 혈전이 녹아 버린 후 좁아진 부분이 전혀 보이지 않는 예도 있다 이 경우 관상동맥협착 등의 혈관 변화를 계기로 혈전 형성이 생긴 것이라고는 생각하기 어렵고 일시적으로 강한 관연축이 일어나 혈류가 나빠지고 이 때문에 혈전이 생긴 것이라고 설명할 수밖에 없다.

①혈관벽의 상태는 부드러운가, ②혈류속도가 늦지는 않은가, ③혈액의 응고능력이 저하하고 있는가 아니면 상승하고 있는가 등이 혈전 형성에 중요한 요소가 된다.

관연축으로 인한 혈전 형성은 ②의 경우를 생각할 수 있다. 관연축이 생기면 혈관은 극도로 축소되고 때로는 혈류속도가 0에 가까워지기 때문에 혈전이 생길 가능성이 있다.

관상동맥연축과 협심증

이 관상동맥연축과 협심증의 관계에 대해 생각해 보자.

협심증은 크게 나누어 운동했을 때 일어나는 노작협심증과 안정시에도 일어나는 안정협심증의 두 가지로 크게 나뉜다. 이 중 안정협심증의 한 형태인 이형협심증은 그 원인이 관연축이라는 것이 분명해졌다. 그 후에 노작협심증 중에서도 관연축이 관계하고 있다는 것도 알았다. 보통은 심전도상의 ST(심실이 수축할 때 생기는 파형. 자세한 것은 7장에서 설명)가 상승하지만 이 상승은 먼저 관연축이 관계한다고 생각할 수 있다.

관연축과 관련있는 협심증은 다음과 같은 4가지 특징 중 적어
도 하나는 포함한다.

첫째, 안정시 발작이 일어나는 경우이다. 보통 안정시에는 심
근의 산소 소비량이 적어 협심증이 잘 일어나지 않는다.

둘째, 발작이 일어났을 때 심전도에 ST 상승이 나타난다. 심
전도상의 ST 상승은 심근의 내막에서 외막 쪽까지 모든 층에
걸친 넓은 범위에 심실벽이 혈액부족(심근허혈)의 상태가 된 경
우에 보인다. 이 상태는 심근의 산소 소비량 증대에 의한 허혈
(노작협심증)에서는 볼 수 없는 것으로(이 경우에 보통 ST는 하
강한다) 비교적 두꺼운 관상동맥의 한 줄기가 갑자기 거의 막혔
을 때 볼 수 있다.

셋째, 발작에 필요한 운동량이 일정치 않은 경우이다. 종종 아
침에 일어나 이 닦을 때나 세수할 때 일어나기도 하는 반면에
오후에 운동을 많이 할 때에도 발작이 일어나지 않는 경우가 있
다.

마지막으로 넷째는, 발작은 칼슘 길항제로 일어나기 어렵게
되지만 베타차단제로 효과가 없든가 반대로 일어나기 쉬운 특징을
가지는 것이다. 칼슘 길항제란 세포 안으로 칼슘이 들어가는 것
을 차단하여 혈관의 수축을 억제하는 약으로 관상동맥연축과 관
련된 협심증에는 특효작용을 한다.

한편 베타차단제는 심근의 산소 소비량을 감소시키는 작용이
있어, 심근의 산소 소비량 증가에 따라 일어나는 협심증(노작협심

증)에 사용되는 약제이다. 그러나 심근과 달리 관상동맥에 대해서는 반대로 수축성이 증가하기 때문에 관연축과 관계있는 협심증에는 오히려 증상을 악화시키는 경우가 있다. 이와같이 약제를 투여하여 그 반응을 보는 것에 따라서 병의 상태를 알고 진단을 내리는 방법을 치료적 진단법이라고 한다.

이상의 네 가지는 모두 관연축과 관련된 협심증을 특징으로 하는 중요한 점이다. 또 이형협심증 등은 아주 심한 증상을 일으키는 일이 있고 비교적 큰 관상동맥에 관연축이 일어남으로써 심근경색으로 이행하는 것이 아닌가 하는 설도 있지만 현재는 분명치 않다. 그러나 다음과 같은 사실로 보아 심근경색과 관계가 있다고 생각할 수 있다.

그것은 급성심근경색의 약 3분의 2가 관연축이 일어나기 쉬운 안정시, 혹은 잘 때 일어나고 있다는 사실이다. 또 급성심근경색의 약 반 수 이상에서 심근경색이 일어나기 이전에 협심증이 있었으며, 대부분이 안정시에 일어나고 있다. 그리고 급성심근경색이 일어나기 전의 협심증 발작이 반복되는 시기, 즉 불안정협심증의 시기에 관연축이 일어난 경우도 있다. 그밖에 급성심근경색을 일으킨 직후의 관상동맥 조영을 보면 약 20%가 관연축이 보였다는 보고도 있다. 이러한 것에서 관연축과 심근경색은 아주 깊은 관계가 있음을 알 수 있다.

4. 협심증은 왜 일어나는가,
   그리고 어떻게 치료하는가

협심증의 역사는 오래됐다

오늘날 협심증이라고 하는 병명은 1,000년 전의 중국 서책에도 기재되어 있다. 그러나 명확히 협심증이란 명칭은 영국의 하바덴이란 의사가 1772년에 세상에 내놓은 책 속에서 처음으로 사용하였다. 그 내용을 요약하면 다음과 같다.

"보행 중 특히 식후 바로 걸었을 때 갑자기 가슴에 불쾌감이나 흉통을 느껴 죽음에 대한 공포마저도 느끼게 된다. 걷는 것을 멈추면 이러한 증상은 없어진다. 이같은 증상이 수개월 계속되면 멈추어도 곧 증상이 없어지지 않는 경우가 있다. 혹자는 보행 때뿐 아니라 안정시에도 일어나는 경우가 있다."

그는 1786년에 내놓은 책에서 협심증 증상의 특징을 다음과 같이 이야기하고 있다.

1. 발작은 갑자기 나타나며 곧 없어진다.
2. 아주 건강한 상태가 긴 기간 동안 존재한다.
3. 포도주, 위스키, 아편으로 아픔을 약간은 경감시킬 수 있다.
4. 정신적인 불안이나 동요 때문에 발작이 심해지기도 한다.
5. 다른 구체적 장해를 동반하지 않고 몇 년을 경과한다.
6. 말이나 차를 타도 발병하지 않으며, 염증반응 증세도 나타나지 않는다.
7. 발병 중 맥박은 빠르지 않다.
8. 발병은 자다가 일어났을 때 가끔 일어난다.

그 후 약 100년이 지난 19세기 중엽, 협심증의 특효약인 니트로글리세린이 개발되어 협심증에 큰 효과를 가져 왔다. 그리고 1920년대에 들어와 협심증에 관심이 매우 높아졌고, 심근경색과의 차이나 심전도상의 변화가 확실해져 1940년대에는 협심증과 심근경색의 병리조직학상의 특징이 해명되었다. 나아가서 1960년대에는 관상동맥 조영법이 개발되어 관상동맥의 상태를 직접 관찰할 수 있기 때문에 협심증의 증상은 한 단계 더 밝혀졌다. 현재에는 협심증은 의학적으로, '협심증 증상은 관상동맥이 원인이 되어 일과성, 가역성의 심근허혈 때문에 생기는 상태'로 정의되었다.

즉 관상동맥이 좁아지거나 관상동맥연축에 의해서 일시적으로 심근이 허혈상태에 빠지는 것이 협심증으로, 증상은 발작시에 흉통이 있거나 가슴이 조여지는 기분을 느끼며, 혈관이 좁아진 부분에 혈류가 회복되거나 경련이 멈추면 이 증상은 자연히 없어진다.

그리고 이러한 심근허혈을 일으키는 원인으로는 다음과 같은 세 가지가 있다고 한다.

1. **일차성 심근허혈** : 관상동맥이 일시적으로 극히 좁아지든가 또는 막히기 때문에 혈류가 일시적으로 부족하거나 멈춤에 따라 일어나며 관연축과 관계있는 것—안정협심증.

2. **이차성 심근허혈** : 관상동맥이 좁아진 상태에서 심근의 산소 수요량이 증가한 경우, 관상동맥의 혈류량이 부족하기 때문에 일어나며 관상동맥경화와 관계가 있다. 운동하거나 흥분하여

심장의 박동수가 증가하면 심장은 안정시에 비해 많은 혈액과 산소를 필요로 하지만 관상동맥협착이 생기면 필요한 혈액(산소)을 충분히 보내지 못하고 심근허혈을 일으킨다─주로 노작협심증.

3. 일차성과 이차성의 합병에 의한 것─안정협심증과 노작협심증의 합병.

협심증 발작의 결정요인

심근허혈에서 일어나는 일과성의 특징있는 흉통을 협심통이라고 하지만 그 전형적인 증상은 흉부 압박감, 흉통, 흉부 불쾌감이 주된 것이다. 협심증이 있는 사람은 "압박받는 것 같다", "조이는 것 같다", "눌리는 것 같다" 혹은 "고통스럽다" 등으로 표현한다.

일반적으로 협심통이 나타나는 부위는 가슴 정면에 해당하는 흉골부이다. 그러나 흉부 이외에도 왼쪽 어깨나 왼쪽 팔에 나타나는 경우도 있다. 또 명치, 등, 목, 왼쪽 이빨, 턱, 때로는 왼쪽 손의 엄지, 약지, 드물게는 오른쪽 어깨나 오른팔이 아플 때도 있고, 목이 막히는 느낌이 들 때도 있다.

뒤에서 설명하는 노작협심증에서는 협심통이 추운 겨울밤에 바람을 안고 걸을 때, 계단이나 언덕을 오를 때, 무거운 물건을 들 때 갑자기 나타난다. 그러나 멈추어 서거나 일을 중단하면 아픔은 보통 2~3분 후에 없어진다.

노작협심증의 특징은 일반적으로 증상이 나타나는 노동 등의

강도가 일정하여 어느 정도 신체를 움직이면 협심통이 일어나는
지 미리 예측할 수 있는 경우가 적지 않다. 예를 들면 계단을 2
층까지 오르면 반드시 발작이 일어난다든가 자기집 옆 언덕길을
다 올라온 순간 일어난다든가 하는 것이다.

이와 같은 발작은 시간에 관계없이 어떤 일정한 신체활동의
허용범위를 넘으면 반드시 일어난다. 그러나 안정하면 없어진다.
이 협심통을 일으키는 신체활동의 허용범위를 의학적으로 협심
증 증상의 출현 역치라고 한다. 노작협심증의 경우에는 이 역치
가 일정하다. 따라서 환자는 스스로 어떤 운동이 가능한가를 잘
알고 있는 경우가 많다.

협심증으로 착각하기 쉬운 질병

대표적인 것으로 식도염이 있다. 흉골 밑에서 협심증과 비슷
한 작열감(灼熱感)이 생긴다. 게다가 이 증상은 관상동맥의 확장
을 가져오는 아질산 제제로 가벼워진다. 따라서, 식도경련을 동
반하는 식도염의 경우에는 협심증의 발작을 억제하는 니트로글
리세린이 유효하기 때문에 협심증과의 구별이 좀처럼 안되는 경
우가 있다. 다만 식도염으로 인한 발작은 음식을 먹을 때나 반
듯이 누워 있을 때 일어나기 쉽다.

대장은 상행결장에서 횡행결장, 하행결장을 지나 S상결장, 직
장으로 연결되어 있다. 상행결장에서 횡행결장으로 이행하는 부
분을 간곡부(肝曲部), 횡행결장에서 하행결장으로 이행하는 부분
을 비곡부(脾曲部)라고 한다. 이 비곡부에 가스가 고이기 쉬워

많이 고이면 심한 고통이 따른다. 이 고통도 가끔 위쪽으로 향해 협심통으로 잘못 아는 수가 있다.

이외에도 근육이나 뼈의 통증도 협심통으로 착각하는 수가 있지만 이러한 것들은 모두 그 부분을 누르면 아프기 때문에 협심통과 구별할 수가 있다.

순환기(심혈관계) 질환에서도 협심증과 비슷한 증상을 나타내는 것이 있다. 먼저 심외막염에서 이 질환은 체위에 따라 변하는 경우가 많다. 또, 청진하면 심막마찰음이라고 하는 잡음이 들리는 경우가 있고, 들리게 되면 진단은 용이하다. 다음으로 해리성 대동맥류가 있다. 이 질환은 흉통도 심하며 환자 자신이 터지는 듯한 통증을 호소하기 때문에 감별할 수 있다.

또, 최근에는 감기와 같은 증상에서 시작한 심근염이나 심막염 등도 흉통뿐이 아니라 심전도까지 심근경색이나 협심증과 비슷한 변화를 보이기 때문에 주의해야 한다.

쉽게 협심증이라고 말하지만

〈표 4 - 1〉 허혈성심질환의 분류
(WHO, 1962년)

1. 노작협심증
2. 심근경색
1)최근의 (급성)심근경색
2)진구성심근경색
3. 중간형
4. 무통성 허혈성심질환
1)무증후성
2)만성심근장해의 비특이적 변화

협심증도 분류하는 방법에 따라 여러 가지가 있다. 따라서 지금도 혼란이 계속될 정도이다. 여기에서는 그 분류법의 변천에 대해 알아보기로 하자.

1962년 WHO의 전문위원

회에서 허혈성심질환을 노작협심증, 심근경색, 중간형, 무통성 허혈성심질환의 네 가지로 분류했다. 즉 이때까지 여러 가지 명칭으로 불린 노작협심증과 심근경색의 어디에도 속하지 않은 질환을 중간형으로 한 것이다(표 4-1).

그리고 1975년, WHO는 1962년에 명칭을 붙인 중간형을 재검토하여 중간형 발전개념으로서 불안정협심증이란 개념을 내놓았다. 불안정협심증이란 문자 그대로 불안정한 협심증이고, 이것은 심근경색으로 이행할 가능성이 크기 때문에 위험하므로 주의를 요하는 협심증이다. 한편 이에 대해 안정협심증은 증상도 심하지 않고 안정되어 있는 협심증이란 의미도 가지고 있다.

더욱이 같은 해, AHA(미국심장협회)도 이것을 지지하여 불안정협심증 개념이 정착되었다(표 4-2).

미국심장협회는 협심증을 미국답게 실제적으로 위험한 것과 비교적 위험하지 않은 것으로 분류하고 있다. 즉 전자는 불안정협심증이고 후자는 안정협심증이다. 불안정협심증은 심전도 외에 새로운 심근경색을 나타내는 조건이 없고, 협심증이 3주 이내에 시작하여 1주 이내에 발작이 있는 것으로 정의하고 있다. 새로 발생했든가 또는 다시 발생한 협심증으로 증세가 안정되지 않은 것을 말한다.

구체적으로는 다음과 같은 것이 있다.

1. 새로운 노작협심증 : 처음으로 협심증이 나타났

〈표 4-2〉 AHA의 협심증 분류(1975년)

1) 안정협심증
2) 불안정협심증
a)새로 시작된 노작협심증
b)발작의 패턴이 변화한 노작협심증
c)새로 시작된 안정협심증

〈표 4-3〉 ISFC와 WHO에 의한
협심증 분류(1979년)

> 1. 노작협심증
>   1) 신규노작협심증
>   증세발현 후 1개월 이내의
>   노작협심증
>   2) 안정노작협심증
>   증세발현 후 1개월 이상
>   경과한 노작협심증
>   3) 진행성 노작협심증
> 2. 안정(자연발생)협심증

거나 6개월 이상 발작이 없었지만 재발한 것.

2. **변화하는 형**: 전에 안정협심증의 발작이 있었던 예로 아픔의 정도나 빈도, 지속시간이 증가하여 발작이 쉽게 일어나며 니트로글리세린에 대한 반응 효과가 나빠진 것.

3. **새로운 안정협심증**: 안정시에 발작이 새로 일어나 15분 이상 계속되어 니트로글리세린이 듣지 않는 경우가 있는 것.

이상이 전형적인 불안정협심증이고, 이런 경우에는 곧 순환기 전문의의 관리와 치료를 받을 필요가 있고 일상생활을 해서는 안된다. 가능하면 입원하여 경과를 살펴볼 필요가 있다.

1979년 WHO와 IFSC(국제순환기학회연맹)의 협심증 분류는 앞에서 설명한 것처럼 협심증의 발생 메커니즘에 따라 크게 ①노작협심증과 ②자연발생협심증-안정협심증으로 나누고, 다시 노작협심증을 다음 세 가지로 분류하고 있다(표 4-3).

1. **새로 시작한 노작협심증**: 증세 발현 1개월 이내의 노작협심증.

2. **안정노작협심증**: 증세 발현 1개월 이상의 노작협심증.

3. **더욱 악화된 노작협심증**: 같은 노작에 의해 유발되는 흉통의 정도, 강도, 지속시간 등이 갑자기 나빠진 것.

이것도 미국심장협회의 분류와 크게 다르지 않고, 이 경우

①새로 시작한 노작협심증, ②악화된 노작협심증, ③자연발생 협심증 - 안정협심증의 세 경우를 불안정협심증으로 생각해도 좋다.

불안정협심증

이처럼 불안정협심증은 심근경색으로 바뀌기 쉬운 것으로서 최대의 주의가 필요하다. 발작이 일어난 수주일 후에는 15%의 사람이 급성심근경색이 된다고 한다. 따라서 전에는 불안정협심증을 절박심근경색이라고 한 적이 있다.

어쨌든 ①1개월 이내에 발생한 새로운 협심증, ②증상(흉통의 정도, 지속시간, 횟수, 니트로글리세린에 대한 반응 등)이 악화되거나 변화하는 경우는 엄중한 경계가 필요하다. 협심증 발작이 일어나면 곧 심장 전문의를 찾아 적당한 치료를 받는 것이 중요하다.

1976년 마세리는 관연축과 관계있는 것을 일차성 협심증(주로 안정협심증), 관상동맥과 관계있는 것을 이차성 협심증(주로 노작협심증)으로 분류했다. 더욱이 1979년에는 WHO와 IFSC의 분류에서 협심증을 노작협심증과 안정(자연발생)협심증으로 대별하고 소위 관연축과 관계있는 안정협심증을 중시하여 앞에서 설명하였다.

몸을 움직이면 일어난다

협심증에서 가장 전형적인 것이 노작협심증이다. 보통 안정하고 있을 때에는 발작이 일어나지 않는데 계단을 오를 때, 버스나 전차를 타기 위해 급히 뛸 때, 무거운 짐을 나를 때, 대변이나 소변을 볼 때, 목욕할 때 등의 노작이 계기가 되어 발작이 일어난다. 또 화를 내거나 우는 경우, 때로는 성행위 중에 일어나는 경우도 있다.

이와 같은 발작이 왜 일어나는 것일까.

안정상태에서 걸으려고 할 때 골격근(손발의 근육)의 산소 수요량이 증가하기 때문에 심장은 보다 많은 혈액을 골격근에 보낼 필요가 있다. 이에 따라서 자연히 혈압도 상승하고 맥박도 빨라진다. 그러므로 심근의 운동량도 증가하여 심근의 산소 수요량도 안정 때보다 크게 증가한다. 앞에서도 설명했지만, 심근은 관상동맥에서 보내오는 혈액을 통해 산소의 공급을 받고 있다. 그리고 통상 긴급시에 대비하여 충분한 예비력을 가지고 있다. 그런데 심장 표면에 있는 관상동맥의 두꺼운 부분의 내경이 동맥경화나 그 외의 다른 이유로 75% 이상이 좁아지면 혈액의 흐름이 나빠지고 이 예비능력을 벗어난다. 그 때문에 심근의 혈액 수요량에 대해 관상동맥으로부터 혈액 공급이 따르지 못하고 심근은 혈액 부족 상태에 빠진다. 즉 심근허혈이 일어난다.

심근허혈이 일어나는 것은 일반적으로는 동맥경화에 의해 관상동맥의 내부가 좁아진 경우가 가장 많다. 동맥경화는 오랫동안 서서히 진행한다. 따라서 해를 거듭하면 할수록 발작의 위험성이 높아진다.

그러나 관상동맥경화가 있는 사람이 모두 발작이 일어나는 것은 아니다. 관상동맥의 좁아진 부분이 내경 직경의 75%를 넘지 않으면 관상동맥의 혈류량은 감소하지 않는다고 한다. 따라서 노작협심증도 좀처럼 일어나지 않는다고 하는 보고도 있다.

심근이 산소 부족 즉 허혈상태에 빠지면 심실의 내강벽에 먼저 장해가 일어난다. 혈액 부족 상태가 오래되면 오래될수록 내막벽에서 점차 심실 전체에 장해의 영향이 미친다.

협심증에서 심전도는 어떻게 변하나

용어가 약간 전문적이긴 하지만 협심증에서는 심전도의 변화가 중요해진다.

여기에서 심전도를 보는 방법에 대해 간단히 설명하기로 하자. 심전도는 심근세포가 흥분했을 때 활동전위(活動電位)의 변화를 체표면에 기록한 것이다. 정상적인 심장에서는 심방의 흥

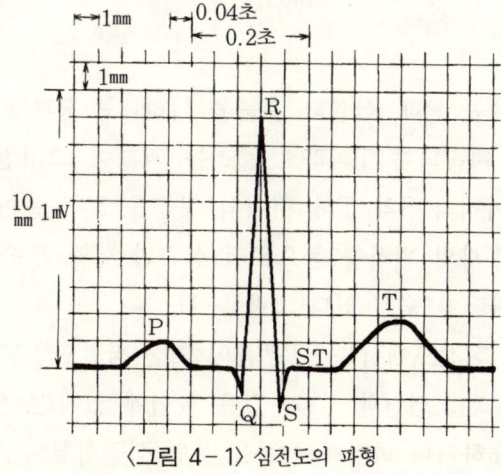

〈그림 4-1〉 심전도의 파형

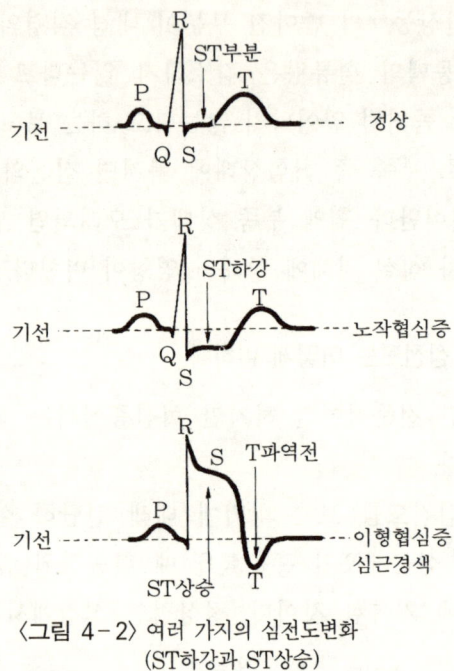

〈그림 4-2〉 여러 가지의 심전도변화
(ST하강과 ST상승)

분을 나타내는 P파, 심실의 흥분을 나타내는 R파(또는 QRS파)
와 이것에 계속되는 T파라고 불리는 파형이 그려진다. 그리고
QRS파의 마지막 S와 T파 사이의 부분을 ST부분이라 부르고,
ST부분과 T파의 변화를 봄으로써 심근의 혈액 부족 즉 심근허
혈상태를 판단할 수가 있다(그림 4-1).

정상적인 심전도에서는 ST부분이 기선(심전도의 P파의 시작과
QRS파의 시작을 연결한 선)과 같은 높이에 있지만, 이 ST가 기
선보다 상승하거나 하강하는 것을 보면 심근허혈의 상태나 협심

증의 종류를 판단할 수가 있다.

노작협심증의 발작에서는 이 ST부분이 기선에서 하강한다. 또 나중에 나오는 이형협심증, 급성심근경색에서는 반대로 상승한다. 심근의 혈액 부족상태(심근허혈)가 심장의 혈관 내막 쪽에 한정되어 있을 때에는 ST는 하강하고 혈액 부족이 심내막만이 아니고 심외막 쪽까지 확장된 경우에는 ST는 상승한다고 한다 (그림 4-2).

자고 있을 때에도 일어나는 안정협심증

안정협심증은 노작협심증과는 대조적으로 아무것도 하지 않고 단지 조용히 앉아 있거나 수면 등의 안정을 취하고 있을 때에도 갑자기 발작이 일어난다.

발작할 때 심전도는 ST부분이 상승을 나타내는 이형협심증과 구분하여 ST가 하강을 나타내는 것만을 안정협심증으로 사용하는 경우도 있다. 그러나 일반적으로는 ST가 상승을 나타내는 것, ST가 하강을 나타내는 것 모두 안정시에 일어나는 안정협심증과 다르지 않다.

ST상승형의 안정협심증, 특히 그 대표적인 이형협심증은 관상동맥의 연축이 강하기 때문에 관상동맥이 거의 막힌 상태가 되고, 일시적으로 관벽성(貫壁性)의 심근허혈 상태가 원인이 될 수 있다. 마치 일시적으로 심근경색과 같은 상태가 되고 심전도도 심근경색과 아주 비슷한 형태를 하고 있는 것이 특징이다.

이에 대해서 ST 하강형에서는 관연축의 정도가 가볍고 관상동맥이 완전히 막힌 상태가 아니거나 혹은 완전히 막혀도 다른 관상동맥으로 자연스럽게 생긴 측부혈로(bypass)를 지나 막힌 부분의 말초에 혈액이 흐르기 위해 이형협심증과 같은 심한 증상이나 심전도 변화가 없다고 한다.

새벽에 일어나기 쉬운 이형협심증

이형협심증은 1959년에 미국의 프린츠 메탈 교수에 의해 보고되었다. 이 협심증은 안정협심증의 일종이라고 할 수 있다.

프린츠 메탈 교수의 정의를 요약하면 다음과 같은 임상적 특징을 들 수가 있다. 발작은 정해진 시각에 일어나는 일이 많고, 특히 야간이나 새벽녘에 일어나는 것이 특징이다. 또 흉통은 고전적 협심증과 비교하여 심하고, 지속시간은 짧을 때도 있고 길어질 때도 있다. 그것도 부정맥을 수반하는 경우가 많고, 그 대부분은 심실 이상에 의해 일어난 것이고, 중증인 경우에는 이형협심증 전체의 약 50%의 사람에게서 일어난다.

이형협심증으로 사망하는 일은 없다고 과거에는 생각했지만, 현재에는 심실성의 부정맥을 동반하며 위험한 협심증이라는 인식이 일반적이다. 사실 발작 때의 증상은 꽤 심하며, 심한 심근허혈 때문에 심근의 수축력이 극히 저하하거나 혹은 중증의 심실성의 부정맥이 일어나기 때문에 심장에서 내보내는 혈액량이 크게 감소한다. 그 때문에 혈압이 극단적으로 떨어져 쇼크상태에 빠지거나 실신하는 일이 있다. 때로는 돌연사하기도 한다.

그리고 발작할 때 심전도는 보통 협심증과는 반대로 ST가 상승하는 것이 특징이다. 전형적인 이형협심증이 새벽에 일어나는 이유의 하나로서, 새벽에는 일반적으로 자율신경기능이 떨어져 혈압이 오르락내리락하거나 맥박이 불안정하여 몸 전체가 대단히 불안정한 상태가 되기 때문에, 이 자율신경의 조절 이상이 관연축을 일으키기 쉽다고 생각되고 있다.

협심증은 치료될 수 있을까

협심증은 심근의 산소 소비량이 관상동맥의 산소 공급량을 웃도는 경우에 일어난다. 심근의 산소 소비량을 줄이든가 반대로 관상동맥의 산소 공급량을 늘리면 증상은 가벼워진다. 협심증의 치료법은 여러 가지가 있지만 중요한 것은 수요와 공급의 균형을 어떻게 적절히 하는가이고 이것이 치료의 원칙이 된다.

협심증의 치료법은 내과적 치료법과 외과적 치료법으로 크게 나눌 수 있다. 내과적 치료법은 약물요법, 식이요법, 운동요법의 세 가지가 있다. 이것들을 증상에 맞추어 적당하게 처방하지만 여기에서는 약물요법을 중심으로 설명하기로 한다.

심근의 산소 소비량을 억제하는 베타 차단제 - 협심증 치료약

지금까지 설명한 것처럼 협심증의 원인은 심근의 산소 소비량 증대와 관상동맥에서의 산소 공급량의 감소이다. 따라서 약물요법은 심근의 산소 소비량을 감소시키는 요법과 산소 공급량을 늘리는 요법의 두 가지가 있고, 양자를 한쪽 혹은 병용하여 사용하는 경우가 많다. 더욱이 혈전 예방의 목적으로 혈소판응집

억제제를 병용하는 경우도 적지 않다.

자율신경에는 교감신경과 부교감신경이 있지만 교감신경의 수용체에는 알파(α) 수용체와 베타(β) 수용체의 두 종류가 있고, 알파 수용체는 주로 팔, 다리의 혈관에 많이 분포해 있고 혈관을 수축시키는 작용이 있다. 한편, 베타 수용체는 심장에 많이 분포해 있고, 심박수를 증가시키거나 심장의 수축력을 증강시키는 작용이 있다.

베타 차단제는 베타 수용체가 받아들인 전달명령(빨리 걷고, 몸을 활발하게 움직이도록 하는 명령)을 억제하고 심박수를 저하시키는 작용을 한다. 따라서 베타 차단제를 사용하면 심박수는 감소하고 심근의 산소 소비량이 감소하며 협심증의 발작이 잘 일어나지 않는다. 그러나 한편으로는 베타 차단제는 심근의 수축력도 약화시키기 때문에 심장의 펌프 역할을 제대로 하지 못해 심부전을 일으키는 일도 있다. 특히 고령자의 경우 본인은 의식하지 못하지만 잠재적으로 심부전을 가지고 있는 경우도 많아 투여량의 처방이 매우 어려운 면이 있다. 그러나 주의해서 사용하면 노작협심증의 치료에는 매우 유효한 약물이다.

또 최근에는 베타 차단제도 여러 종류가 개발되어 '심근의 수축력 억제가 적은 약' 혹은 '심박수에 억제력이 작은 약' 등이 있어 사용하는 사람의 상태에 맞추어 잘 처방하면 비교적 안전한 치료를 할 수 있다.

관상동맥을 넓히는 아질산 제제 - 협심증의 치료약

관상동맥을 확장시키고 혈류량을 증가시켜 심근의 산소 소비량을 증가시키는 작용을 갖고 있는 것이 아질산 제제이다. 이 약에는 다이너마이트의 원료인 니트로글리세린과 이소솔비드 아질산염의 두 가지가 있어 주로 정맥을 확장시키는 작용이 있다. 특히 관상동맥에 강하게 작용하여 이것을 확장시키는 특성이 있고 노작협심증에는 언제나 사용해도 괜찮다. 그것은 관상동맥의 혈류를 증가시키는 일 이외에 정맥을 확장시키고 심장에 돌아오는 정맥혈을 감소시켜 심장의 부담을 가볍게 함으로써 심근의 산소 소비량을 절약할 수 있다. 심부전의 치료에도 널리 사용되는 아주 뛰어난 약제이다. 협심증 치료약으로서 100년이나 되지만 가장 효과적인 협심증 치료약으로서 자리를 차지하고 있다.

아질산 제제는 협심증 발작의 예방약으로서 1일, 3~4회 복용하지만 발작할 때 혀 밑에 복용시키는 일도 있다. 이 약에서 자주 볼 수 있는 부작용은 가벼운 두통이지만 일반적으로 계속 사용하면 어느 사이엔가 없어지나, 때로는 이 두통이 습관성이 되어 투여를 중지해야 하는 경우가 있다.

이온의 흐름을 억제하는 칼슘 길항제 - 협심증의 치료약

이형협심증에는 칼슘 길항제가 특효적으로 발작을 억제한다. 이형협심증을 비롯한 안정협심증은 관상동맥연축으로 일어나지만 세포 외액에 포함되어 있는 칼슘 이온이 세포 안으로 흘러들

어가 관상동맥뿐 아니라 모든 혈관이 수축한다. 이 때문에 이
칼슘 길항제는 칼슘이온이 세포에 들어가는 것을 억제하고 혈관
특히 관상동맥을 확장시키는 한편 수축성을 약화시키는 작용도
한다.

단 칼슘 길항제도 베타 차단제와 같이 심근 수축력을 저하시
키는 작용이 있지만, 베타 차단제에 비하면 약하고 또 혈관확
장작용이 있기 때문에 혈관저항(혈액이 흐를 때 받는 저항)을 감
소시켜 심장의 부담이 가벼워지고, 노작협심증의 치료에도 널리
사용되고 있다.

무엇보다도 이상 세 가지의 협심증치료약을 잘 사용함으로써
협심증의 발작을 방지하는 것이 비교적 쉬워졌다.

5. 심근경색은 왜 일어나는가,
   그리고 어떻게 치료하는가

경색은 심장에서만 생기는 것은 아니다

협심증이나 심근경색을 허혈성심질환이라고 하는 것은 이미 설명하였다. 그리고 원인의 대부분이 관상동맥경화라는 것도 설명하였다. 그러면 심근경색이란 도대체 어떤 병일까.

경색(梗塞)의 '梗'은 '막혀 통하지 않게 된다'고 하는 의미를 가지고 있다. 또, 영어로는 'infarction'이라고 하며 라틴어의 'infarctus'에서 나온 말로 어떤 물체 속에 갇히다라는 의미를 가진다. 일반적으로 장기의 동맥이 갑자기 막혀 원래 상태로 돌아오지 않는 것을 말한다. 이와 같은 상태에서는 막힌 동맥의 말초부분에는 혈류가 통하지 않게 되고 그 부분의 조직은 죽게 된다. 이것을 조직의 괴사(壞死)라고 한다. 따라서 이런 현상은 체내의 어느 부분에도 일어날 수 있는 것으로, 심장 근육의 동맥이 폐색된 경우를 심근경색이라고 한다. 뇌의 동맥에 폐색이 일어나면 뇌경색이다. 그 이외에 신장이나 비장 등에서 일어나면 신경색, 비경색 등으로 불린다. 장관막의 동맥이 막히면 장관괴사가 일어나고 심한 복통이 따르며 장관파열까지 되어 복막염을 병발하여 목숨까지 잃는 상태로 진전한다(장간막동맥폐색증 이것도 장간막동맥의 경색이다). 또 팔다리의 동맥에 경색이 일어나면 그 앞의 말초조직은 괴사를 일으켜 발가락이 썩어 떨어진다. 이것을 특히 괴저(gangrene)라고 한다.

경색의 직접적 원인은 혈전(혈액이 응고한 덩어리)인 경우가 많고, 드물게는 수술 등으로 지방이나 조직편 등이 혈액에 들어가 경색을 만드는 일이 있다. 또 중고령자에서는 동맥경화에 의해서 동맥 협착이 일어나는 장소에 경색이 일어나기 쉽지만 그 중에는 협착이 아닌 곳에도 경색이 일어나는 경우가 있다. 특히 여기에서 문제가 되는 것은 심장이나 뇌의 세포이다. 양쪽 다 산소를 대량으로 필요로 한다. 심장이나 뇌의 세포는 산소의 결핍(허혈)에 극히 약하고 위장이나 신장, 팔다리 등의 세포에 비교하여 짧은 시간 내에 괴사한다. 게다가 한번 괴사하면 그 세포는 다시 재생되지 않는다. 심장의 경우, 약 6시간 동안 혈류가 차단되면 괴사한 곳의 세포는 재생되지 않는다. 따라서 가능하면 빨리 치료해야 한다.

이 치료법은 나중에 자세하게 설명하겠지만, 심근경색이 일어난 직후 또는 수시간 이내에는 관상동맥 내에 생긴 혈전을 녹이거나(선택적 관상동맥 내 혈전용해법, PTCR라고 한다), 관상동맥의 좁아진 부분을 넓혀 혈류를 재개시키는(경피적 관상동맥 재건술, PTCA라고 한다) 치료법 등도 행해지지만 이러한 치료법도 6시간 이내(가능하면 2시간 이내)에 하지 않으면 크게 기대할 수 없게 된다.

통증이 길어지는 경우에는 주의가 요망된다

심근경색의 자각증상에서 먼저 생각할 수 있는 것이 협심증에서와 같은 흉통이다. 앞의 허혈성심질환에서 설명했지만 전형적 흉통은 '죽음의 공포를 동반하는 흉부의 동통(疼痛), 고통'이다. 그러나 이와 같은 전형적인 증상이 일어난 예는 급성 심근경색이 전체의 2분의 1 내지는 3분의 1 정도라고 한다.

일반적으로 흉통은 가슴 정면의 흉골부에서 많이 생기지만 이와 같은 전형적인 경우는 이때까지 전혀 전조증상이 없이 어느 날 돌연히 일어나는 예가 많다. 이 전형적인 흉통은 협심증과 거의 똑같다. 협심증과 다른 점은 동통의 지속시간과 아질산 약(니트로글리세린의 복용)이 들을 때가 있고 안 들을 때가 있다는 점이다.

협심증의 흉통 지속시간은 보통 3~10분 정도인 데 비해 급성심근경색의 경우는 대부분이 30분 이상 계속되고 그 중에는 수 시간에서 2~3일씩 지속되는 경우가 있다. 아질산 약의 효과는 협심증의 경우, 혀밑 복용 후 3~5분 후 고통이 사라진다. 그러나 급성심근경색의 경우는 고통이 가벼워져도 완전히 없어지지 않는다. 다만, 불안정협심증 중에는 심근경색의 증상과 아주 비슷한 점이 있어 구별이 매우 어렵다.

심근경색의 흉통은 여러 가지로 가슴이 압박받는, 또는 뜨거워지는 느낌을 갖는 것이 일반적이다. 또 흉부의 중압감, 불쾌감 등으로 아픔이 따르지 않는 경우도 많다. 또 목이 막히는 것 같고 복부동통 등의 흉부 이외의 곳에 증상이 나타나는 경우도 적지 않다.

심근경색도 협심증과 같이 통증이 퍼지는 일이 많고 그 주된 고통은 왼쪽 어깨, 왼쪽 팔로 퍼지지만 드물게 오른쪽 어깨에서 오른쪽 팔, 양 어깨에서 양팔로, 나아가서는 머리, 목, 턱, 이 등의 여러 부분에서 일어난다.

더욱이 협심증과 구별하는 데 중요한 점은 흉통 이외의 합병

증상이 시간 경과와 함께 늘면서 변화한다는 것이다. 심계항진, 호흡곤란, 식은땀, 전신 권태감, 구토, 탈진감, 불안감 등이 증강하고 맥박이 고르지 않거나, 빈맥(頻脈) 혹은 뚜렷한 서맥(徐脈) 등이 생긴다. 때로는 현기증, 실신 등이 일어나는 경우도 있다. 어쨌든 증상이 점차 악화되는 것이 문제이다. 그러나 한편으로는 전혀 증상이 없는 경우도 있다. 소위 무통성(無痛性)이라고 한다. 어떤 연구보고에 의하면 심근경색 전체의 10~15%가 이와 같은 흉통이 없다고 한다. 특히 고령자의 경우 증상이 확실치 않은 경우가 많고, 70세 이상의 심근경색의 환자들 중 약 50% 즉 반수가 흉통이 없다고 한다. 따라서 고령자에게서 괜히 기운이 없다든가 혹은 어느 때보다 식욕이 없거나 숨이 차는 현상이 실제로는 심근경색의 증상이기 때문에 특히 주의가 필요하다.

그밖에 심근경색과 아주 비슷한 증상을 보이는 병은 많다. 그 때문에 병으로 진단되는 경우도 가끔 있고, 앞에서 설명한 것처럼 증상이 있는 경우에는 먼저 심근경색을 의심할 필요가 있어 되도록이면 빨리 관상동맥질환 집중치료실(CCU ; 심질환, 특히 급성 허혈성심질환을 집중치료하는 시설)이 있는 병원으로 빨리 가는 것이 중요하다. 왜냐하면 흉통을 일으키는 병 중에는 심근경색만큼 사망률이 높은 병도 없기 때문이다. 먼저, 심근경색인지 아닌지를 결정해도 늦지 않지만 반대로 다른 병인지 아닌지를 검사하고 있는 동안에 심근경색으로 사망할 가능성은 크다. 그리고 앞에서 설명한 것처럼 빠르면 빠를수록 효과가 크다.

일각을 다투는 심근경색의 진단

급성 심근경색은 다른 일을 제쳐놓고라도 조기진단, 조기치료가 중요한 것은 말할 필요도 없다. 급성 심근경색에 의한 사망은 발작이 일어난 직후의 쇼크로 인한 사망인 경우가 대부분이라고 한다.

그리고 임상검사로서 중시되는 것이 심전도의 변화와 혈청 CPK(혈액 속의 크레아티나제, CK라고도 한다)이다. 특히 심전도는 초기부터 변화가 나타나는 경우가 많고 그 변화도 특이하여 초기진단에서 가장 중요하다. 그러나 보다 확실하며 가장 빨리 이상한 소견을 보이는 심전도조차 아직 변화를 보이지 않는 초기단계에서는 숙련된 순환기 임상의의 정확한 판단과 신속한 조치가 중요하다.

급성 심근경색의 심전도 변화는 그림과 같이 ST의 상승, 이상 Q파 그리고 하향의 T파(음성 T) 등이 점진적으로 나타나는 것이 특징이다(그림 5-1).

급성 심근경색에서는 혈청 CPK가 상승한다. 이 CPK는 심근이나 골격근 등의 근육이나 뇌세포에 존재하는 효소이다. 만약 이러한 근육이나 뇌세포가 장해를 받으면 그 세포에서 CPK가 혈액 속으로 흘러나온다. 따라서 이 혈액 속의 CPK 양을 측정함으로써 근육 장해의 정도를 알 수 있다. 게다가 CPK에는 MM, MB, BB의 3가지 동위효소로 불리는 것이 있고 심근에는 MB, 골격근에는 MM, 뇌에는 BB가 많이 포함되어 있다. 당연히 급성 심근경색에서는 MB가 혈액 속에 특이하게 증가한다.

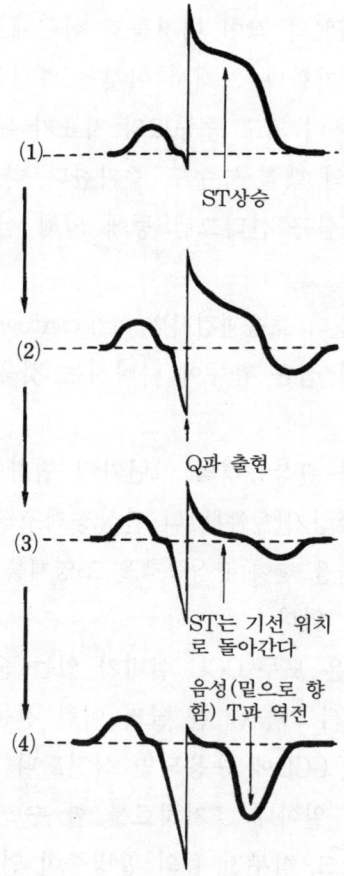

(1)

ST상승

(2)

Q파 출현

(3)

ST는 기선 위치
로 돌아간다

음성(밑으로 향
함) T파 역전

(4)

〈그림 5-1〉 심근경색에서 심전도 변화의 경과

　그밖에 심근세포에는 LDH(젖산탈수소효소), GOT(글루타민 옥
살초산전이효소) 등의 효소나 헤모글로빈(혈색소)과 똑같이 산소
를 나르는 역할을 하는 미오글로빈 등이 포함되어 있고, 급성

심근경색에서는 CPK와 같이 이것들도 심근세포에서 밖으로 나가 혈액 속에서 증가한다. 그래서 이것을 측정하는 것도 CPK와 똑같이 진단에 도움이 되고 중증도의 지표가 된다.

또 통상 혈액 속의 백혈구 수도 증가한다. 나아가서 RI(방사성 동위원소)에 의한 심근 신티그램 등에 의해 심근경색이 발병한 장소를 알 수 있다.

그밖에 echo(심장의 초음파검사법, echocardiography)에 의해 심근경색의 부위에서 심근 활동이 나빠지는 것을 확인할 수가 있다.

조기치료를 위한 관상동맥의 어딘가에 협착이나 혈전이 있는가를 알기 위해 급성기(急性期)의 관상동맥조영법(사지의 동맥을 통해 심장까지 도관을 넣어 관상동맥을 조영제를 사용해 비추는 방법)을 하는 경우도 있다.

이와 같은 방법은 모두 CCU 설비가 있는 순환기 전문병원에서 가능하며 따라서 가능한 한 빨리 이런 전문병원으로 이송하는 것이 중요하다. CCU에 수용되면 심전도나 혈압의 모니터 등으로 빨리 위험을 알아내 조기치료를 할 수 있다. 그러나 무엇보다도 부정맥, 쇼크, 심부전 등의 합병증이 언제 나타날지의 예측판단은 곤란하고, 나타나면 치명적인 경우가 적지 않다. 그 때문에 급성 심근경색 발증 후 며칠은 CCU에서 엄중한 감시체제가 필요하다.

급성 심근경색의 치료

관상동맥에 막힌 혈전을 약으로 녹여 괴사 직전, 심근에 다시 혈류가 흘러 소생되는 치료법이 급성기에 행해지는 혈전용해요법이다.

이 치료법에는 두 가지가 있어 하나는 정맥에 점적(點摘)으로 약물을 주입하는 방법과 또 하나는 관상동맥에 직접 주입하는 방법이다.

급성 심근경색의 경우는 주로 후자가 많이 행해진다. 이 방법은 도관을 대퇴부나 팔의 동맥에서 심장으로 향해 삽입하고 대동맥에서 관상동맥이 갈라지는 부분의 가까운 곳에서 혈전용해약을 관상동맥에 주입한다.

심근경색을 일으켰다가 3시간 이내에 77%의 혈류가 다시 통했다는 보고도 있다. 그러나 8시간 이상이면 비록 혈류가 다시 열린다고 해도 괴사한 심근은 되살아나지 않는다. 괴사 직전의 심근이 되살아나는 제한시간은 6시간 이내라고 한다. 이것을 보아도 급성 심근경색의 경우 조기진단과 조기치료가 얼마나 중요한가를 알 수 있다.

위기를 벗어난 후

최근에 행할 수 있는 정맥점적법에 의한 혈전용해요법은 도관과 같이 손이 많이 가는 절차도 필요하지 않고 간단히 할 수 있어 환자에게 신체적, 정신적 부담을 주지 않기 때문에 추천하는 학자도 있다. 그러나 이런 경우 관상동맥의 혈전에 대한 작용만이 아니라 몸 전체에 작용하여 출혈하기 쉬운 부작용도 커서 아직 확립된 치료법으로는 되어 있지 않다.

초기의 심한 흉통에 대해서는 진통제는 물론, 모르핀 등의 마약을 사용하는 것도 안된다. 흉통에 의한 흥분과 불안감은 심장에 나쁜 영향을 주기 때문이다.

그밖에 CCU에서 연속감시하에 쇼크나 혈압강하에 대한 승압제(혈압을 올리는 약), 심부전에 대한 강심제, 부정맥에 대한 항부정맥제의 투여 등으로 심근경색의 치명률을 크게 감소시키는 것이 가능해졌다. 종래의 치명률 25%를 10% 정도까지 감소시킨 것은 이러한 CCU의 연속감시 결과로 생각된다.

급성기(증세 발현 후 양일)를 무사히 지나면 엄중한 모니터로 조기 재활이 개시된다. 보통 CCU 수용 중에 이미 재활 프로그램이 있어 이것에 기준해서 행해진다. 게다가 심근경색이라면 절대 안정해야 된다고 하던 시대를 생각하면 발현 며칠 후 재활이 시작된다고 하는 오늘날의 치료는 격세지감을 느끼게 한다. 프로그램의 내용은 병의 증상에 따라 다른 것은 물론이지만, 통상 합병증이 없는 심근경색의 경우 최초의 2일간은 절대 안정하고, 3~4일경부터 수동좌위(受動座位 ; 침대를 비스듬히 뉘여 다른 사람이 몸을 일으켜 준다)하며, 일주일이 지나면 일어나 실내 변기 사용이 허가된다. 동시에 실내 보행훈련을 개시한다.

2주째는 샤워가 허가되며 보행훈련의 거리와 시간을 단계적으로 늘려간다. 3주째가 되면 더욱 적극적으로 보행훈련을 하여 3주가 끝날 쯤에는 가벼운 운동부하검사를 하여 어느 정도 운동할 수 있는가를 확인하고 퇴원의 가부를 결정하는 근거로 삼는다.

입원환자는 의료기구와 모니터로 둘러싸인 CCU방에서 일반 병동으로 옮기는 것을 얼마나 학수고대하겠는가. 입원환자가 아니라면 실감이 나지 않는 감격의 순간일 것이다. 보통 일반 병동으로 옮기는 것은 증상에 따라 다르지만 입원 후 수일부터 1주일이 일반적이다. 그리고 입원 후 평균 약 1개월 전후에서 퇴원이 가능해진다.

급성 심근경색으로 인한 사망을 줄이려면 어떻게 해야 하나

급성 심근경색에서 중요한 것은 누차 설명하였듯이 조기진단과 조기치료이다.

게다가 24시간 체제의 연속감시이다. 일본에서는 최근 10년에서 15년 사이에 보급된 CCU에 의해 그 치명률은 25%에서 10% 정도까지 감소하여 거의 최대로 치명률을 저하시켰다.

그 이유는 전에 급성 심근경색이 사망의 직접원인으로서 제1위의 자리를 차지하고 있던 부정맥, 특히 심실세동(7장 참조)에 의한 사망이 CCU의 연속감시로 조기에 전조단계(심실성 기외수축의 빈발)에서 이것을 방지하는 것이 가능해졌기 때문이다.

또 심실성부정맥으로 뚜렷한 효과를 보이는 리도카인의 점적 정맥주사가 더욱 초기치료 효과를 크게 하는 것도 사실이다. 이 같은 CCU의 보급에 의해 병원 내 초기 치명률은 저하했지만 그 이상 치명률을 줄이는 데는 병원에 오기 전 단계에서 치명률을 줄이는 수밖에 없다고 해도 과언은 아니다. 급성 심근경색으로 인한 사망자의 반 수 이상이 병원으로 운반되기 전에 사망했다고 한다. 이것을 방지하는 데는 두 가지가 중요하다.

첫째는 환자 자신, 혹은 아직 환자가 되지 않은 예비환자라고 해야 할 일반인이 심근경색의 초기증상에 대해서 바른 지식을 갖는 것이다.

둘째, 발생한 환자를 일각이라도 빠르게 진단하고 치료설비를 갖춘 CCU로 이송하는 것이다. 예를 들면 도쿄는 도내의 주용한 CCU를 가진 병원과 소방서의 구급대와의 연락체제를 갖추어 일요일이나 휴일에도 곧 CCU에 수용할 수 있는 연락체제를 취하여 급성 심근경색 환자 수용의 네트워크를 만들어 휴진이나 병상 때문에 심근경색 환자가 이곳저곳에 가지 않도록 만전의 체제를 취한다.

6. 이런 심장병에도 주의를 하자

판이 잘 작용하지 않는 판막증

이미 설명한 협심증이나 심근경색 등의 허혈성심질환 이외에도 주의하지 않으면 안되는 심장병이 몇 가지 있다. 여기에서는 그러한 심장병 중에서 중요한 몇 가지에 대해서 설명하기로 하자.

심장에는 네 종류의 판막이 있는데, 이 판에 어떤 장해가 일어난 상태를 심장판막증이라고 한다(그림 2-1, 2-4 참조)

최근 판막증은 계속 감소하고 있는데, 이것은 옛날의 판막증이 용혈성 연쇄상구균이라고 하는 세균의 감염에 의해서 일어나는 류머티즘열(rheumaopyra)이 원인인 경우가 많았기 때문이다. 그런데 최근에는 이런 세균에 유효한 항생물질이나 소염제 개발로 류머티즘열이 점차 감소하고 있다. 특히 일본을 비롯해 구미국가에서는 그 경향이 강하다. 그러나 개발도상국에서는 여전히 류머티즘열에 의한 심장판막증이 많다고 한다.

판막증은 하나하나의 판이 단독으로 장해를 받는 경우와 복수의 판이 장해를 받는 경우가 있는데, 후자의 경우를 연합판막증이라고 한다.

이러한 판은 심장 수축에 따라 개폐하고 혈액이 일정한 방향으로 흐르도록 혈액의 역류를 막는 것이 목적이지만 이 판이 장해받으면 두 가지의 기능장해가 일어난다.

류머티즘열 등에 의해 심내막염이나 심근염이 일어나고 판이 단단해지며 일부의 판과 판이 유착하여 판의 움직임이 나빠진 것을 판막증이라고 한다. 그 결과 판이 충분히 열리지 않거나 판의 개구부가 좁아진 것을 협착증이라고 한다.

한편 판이 충분히 닫히지 않고 판과 판 사이에 틈이 생겨 혈액이 본래의 흐름과 반대 방향으로 일부가 역류하는 것을 역류증이라고 한다. 또 역류증은 판이 충분히 폐쇄되지 않는 것에서 폐쇄부전증이라고도 불린다. 판의 개폐가 불충분한 협착증과 폐쇄가 불충분한 역류증(폐쇄부전증)이 합병된 것을 협착 겸 역류증 혹은 쇄부전증이라고 한다.

심장의 4개 판 모두에서 판막증은 일어난다. 그러나 가장 많은 류머티즘열의 판막증은 좌심실 쪽의 승모판과 대동맥판에서 많이 보인다.

판의 개방이 잘 되지 않는 승모판 협착증

승모판 협착증은 좌심방과 좌심실 사이의 승모판이 단단해지고 그 개방이 충분치 않은 상태를 말한다. 정상인 경우에 판 입구의 혈류부분의 단면적은 $4cm^2$ 정도이나 그 중에는 $1cm^2$이하의 좁은 경우도 있다. 그 때문에 이 부분에서 혈류가 나빠지고 판보다 상류의 좌심방이나 폐동맥에 혈액이 고여 좌심방이나 폐동맥의 압력이 높아지거나 폐에 부담이 걸린다.

예를 들면 고속도로에서 사고가 생기면 3차선이 1차선으로 변경되고 사고현장 가까이에서는 크게 정체된다. 더욱이 사고처리가 지연되면 큰 도시까지 영향을 미친다. 이와같이 승모판 협착에서도 그 부분에만 그치지 않고 혈류 상류에 있는 폐에도 영향이 미치는 것이다.

승모판 협착증은 류머티즘열이 그 주된 요인이며, 소아기에 류머티즘열에 걸려 류머티즘열 자체는 나았지만 염증의 후유증이 어른이 되어 나타나는 것으로, 매년 검사를 받아 재발해도 곧 치료를 받으면 악화되지는 않는다. 그러나 대부분의 경우 처음에는 증상이 거의 없기 때문에 방치하는 일이 많고, 그 후 증상의 악화로 숨이 차기 시작하여 판막증이 발견되는 경우가 많다. 또 임신을 계기로 증상이 나타나기 시작해서 알게 되는 여성도 있다. 증상이 진행되면 부정맥이나 심부전이 일어나고 뇌졸중을 일으키기 쉽다.

이것은 승모판 협착증 때문에 좌심방의 울혈(鬱血)이 증가하고 와류(渦流)가 생겨 좌심방 안에 혈전이 생기기 쉽고, 이 혈전이 좌심방 안의 벽에서 떨어져 나가 그것이 뇌 혈관을 막아 일어나는 것이다. 물론 뇌 이외의 혈관에도 혈전이 생겨 경색을 일으키는 것은 잘 알려져 있다. 이 좌심방의 혈전은 초음파검사로 확인할 수 있다. 승모판 협착증은 심장 전문의라면 증상이나 경과를 듣고 심잡음, 심전도, 뢴트겐 사진 등으로 비교적 쉽게 진단할 수 있다. 더욱이 심장의 초음파검사를 하면 정확하게 진단할 수 있다.

치료법은 심부전, 부정맥, 혈전 예방 등에 대하여 약제 복용이나 생활상의 주의가 중요하나, 중증인 경우는 빠른 시일 안에 외과적 치료를 할 필요가 있다. 이는 심비대나 심확장이 진행된 상태에서는 외과적 수술요법을 시행해도 큰 효과를 못 보기 때문이다.

심건삭 파열에 의한 승모판 역류증

이것은 류머티즘열, 감염성 심내막염, 승모판 일탈증후군 혹은 건삭(腱索)의 단열을 일으키는 승모판의 점액종양변화 등 여러 가지 원인으로 일어난다. 그 중에서도 무서운 것은 심근경색이 유두근을 침범하여 일어나는 유두근 괴사이다. 승모판은 폐쇄됐을 때 건삭에 의해 당겨져 2개의 판이 잘 맞도록 되어 있다. 이 건삭은 유두근이라고 하는 심실 안의 심근돌기와 같은 것에 고정되어 있다. 이 유두근이 괴사를 일으키면 단열되는 수가 있고 그 때문에 갑자기 승모판의 건삭이 파열되어 역류가 일어나 죽음을 가져오는 수도 있다.

승모판 역류증은 한 마디로 말하면 다음과 같은 병이다.

펌프로 물을 끌어올릴 때 만약 펌프판의 패킹이 느슨해지면 퍼올린 물도 패킹 틈으로 그 일부가 넘쳐 역류해 버리고 퍼올린 물을 전부 밖으로 내보낼 수가 없다. 따라서 효율이 나쁜 일을 한 결과가 된다. 보통 좌심실이 수축하면 좌심실 안의 혈액은 모두 대동맥을 통해 전신으로 보내진다. 그러나 만약 승모판이 이때 충분히 닫히지 않으면 혈액 일부는 이 승모판 틈에서 반대 방향인 좌심방으로 역류해 버린다. 그 결과 좌심실에서 전신으로 나가는 혈액량은 감소하는 한편 좌심방은 부담이 커진다.

좌심실에서 전신으로 보내는 1회 혈액량이 적으면 그 만큼을 보충하기 위해 심장은 박동횟수를 늘리고 나아가서 수축력도 늘리지 않으면 안된다. 이렇게 해서 승모판 역류증이 있으면 심장의 효율이 나빠지고 그만큼 심장에 많은 부담이 걸리게 된다.

승모판 역류증은 정도에 따라 다르지만 중증인 경우는 빨리 수술하여 인공판과 교환해야 하며 방치하면 그 증상은 점차 악화한다.

대동맥판의 역류증과 협착증

대동맥판은 좌심실의 출구에 있는 판이다. 류머티즘열에 의한 판막증 등의 판 자체의 이상 외에 해리성 대동맥류[대동맥벽의 내막이 약해져 찢어지고 중막과의 사이의 가강(假腔)에 혈액이 고여 대동맥이 크게 팽창한다]나 대동맥염증후군(대동맥에 염증을 일으켜 그 결과 협착이 일어난다) 등의 이상에도 대동맥의 앞부분에 있는 판에 영향을 미쳐 대동맥판 역류증이 일어난다.

또 감염성 심내막염이라고 하여 심장 내막의 세균감염에 의해 대동맥판 역류증이 일어나는 경우도 있다. 대동맥판 역류증은 좌심실의 확장 때에 좌심방에서 유입하는 정상 혈류 외에 대동맥판에서 일단 대동맥으로 박출된 혈액의 역류가 심해져 결과적으로 평소보다 많은 혈액이 좌심실에 가득 차게 된다. 그 때문에 좌심실은 많은 혈액을 내보내기 위해 보통 이상의 수축력을 필요로 하고 부담이 걸리게 된다. 또 다량의 혈액 역류 때문에도 좌심실은 확대한다. 특히 이 병은 혈압 차가 큰 것이 특징이고 최대혈압이 200mmHg, 최저혈압이 0mmHg를 기록하기도 한다. 이것은 대동맥 안의 혈액 역류 때문에 확장 때의 혈압이 갑자기 내려가기 때문이다.

이 경우에도 승모판 역류증과 같이 인공판과의 교환이 필요해진다. 대동맥판이 충분히 열리지 않고 판 입구가 좁아져 좌심실에서의 혈액 박출이 불충분한 것을 대동맥 협착증이라고 한다.

이 병은 선천적으로 판의 구조에 이상이 있고 성인이 되어 처음으로 대동맥판 협착증으로 진단되는 경우나 류머티즘열에 의한 것이나 나이가 많아짐에 따라 판의 형태가 바뀌고 경화를 일으키는 것 등이 주된 것이다.

대동맥판 협착증의 특징은 대동맥판 입구가 좁기 때문에 혈액이 이 곳을 통과하기 위해서는 상당한 압력이 필요하게 된다. 그 때문에 좌심실은 필요 이상의 수축력으로 혈액을 박출하여 큰 부담이 생겨 심근이 비대해진다. 또 충분히 혈액이 박출되지 않기 때문에 혈압이 내려가 때로는 실신하는 경우도 있는데, 이와 같은 증상이 있을 때는 대단히 위험하다. 또, 대동맥판 질환은 관상동맥으로 가는 혈류에도 큰 영향을 미치므로 실제 협심증을 유발하여 관상동맥 질환성 협심증과 감별을 요한다.

바이러스 감염으로 생기는 심근염과 심막염

이 병은 바이러스 때문에 생기며 심근이나 심장의 주위를 둘러싸고 있는 심막에 염증이 생겨 일어난다. 그러나 바이러스가 분명히 확인되지 않는 경우도 많다. 특히 이 바이러스는 심근염이나 심막염의 증상이 나타나기 전에 감기증상이 보이는 경우가 많다. 따라서 단순한 감기라고 생각하면 나중에 돌이킬 수 없는 큰일을 당하는 수가 있다.

심막에 염증이 생기는 경우는 보통 흉통이 있다. 그러나 심근의 염증만으로는 흉통은 없고 갑자기 심한 부정맥이나 심부전이 일어나 급사하는 일도 있다.

예를 들면 가볍게 감기로 생각하고 체육수업에 나오거나 골프 장에 나가 돌연사하는 경우는 이 심근염이 원인이 되는 경우가 많다. 안정을 하면 시간이 경과하면서 자연히 치유되지만 후유 증으로서 부정맥이나 심부전 등을 일으킬 수 있기 때문에 감기 증상이 없어진 후에도 충분한 주의를 할 필요가 있다.

심근염이나 심막염에서 특히 주의할 것은 돌연사는 물론이지 만 심전도나 혈액검사의 결과가 심근경색과 아주 흡사하여 구분 하기가 어렵다는 점이다.

10대, 20대에서 급성 심근경색이 의심되어 CCU에 운반되어 온 사람의 대부분은 급성 심막심근염이었다. 또 젊은 사람의 돌 연사는 급성 심근염이 많고, 1990년 1월에 사망한 N대학의 유명 한 씨름선수도 돌연사하기 전 약 1주일 정도 감기증상이 있었 다. 이 경우도 급성 심막심근염이 가장 문제가 된다. 종래, 이같 은 병은 급사를 일으키는 일이 많았고 증세가 분명하지 않았기 때문에 별로 문제시되지 않았지만 오늘날에는 중요한 심장병의 하나이고 점차 발견되는 사례가 많아지고 있다. '감기는 만병의 원인'이라고 예로부터 알려져 왔는데 이러한 옛날 사람의 지혜 에 감탄한다.

보통 임상증상이나 심전도 등에서 진단이 되는 것도 있지만, 초음파검사로 심장의 움직임이나 심막에 염증성의 삼투액이 고 여 있는 것을 확인하는 방법도 있다. 더욱 진단을 확실히 하는

데는 심근생검(心筋生檢 ; 위 카메라로 위 조직의 일부를 채취하는
것과 같이 심근조직의 일부를 채취하여 검사한다) 등을 할 필요가
있다.

심근의 벽이 두꺼워지거나 심실이 확대하는 심근증

심근증은 특발성 심근증이라고도 한다. 특발성(特發性)이라는
것은 원인 모르게 일어난다는 의미로, 현 단계에서는 원인이 분
명치 않고 심근에 이상을 가져오는 질환이다. 즉 심근의 벽이
이상하게 두꺼워지든가 얇아져 기능이 떨어지는 등 원인불명의
심근이상이다. 심근증은 크게 나누어 비대형 심근증과 확장형
심근증의 두 가지로 나뉜다.

확장형 심근증은 아직 원인은 잘 알려져 있지 않지만 과거에
모르고 걸린 심근염 등이 원인이라고 하는 사람도 있다. 대부분
의 경우 심실이 확장하고 수축력이 저하하기 때문에 심부전이나
부정맥에 의한 증상으로 발견되거나, 증상은 전혀 없지만 가끔
다른 병이나 건강진단 등으로 우연히 발견되기도 한다.

치료는 발견된 시점에서 대증요법으로 수축력의 저하나 부정
맥의 악화를 저지하는 것이 주된 것이 되고 근본적인 치료법은
현 시점에서 아직 없다. 유일한 근본적 치료라고 하면 심장 전
체를 바꾸는 심장이식밖에 없다. 일본인으로서는 처음으로 미국
(스탠퍼드대학)에서 심장이식을 한 마키노 씨는 이 확장형 심근
증이었다.

항부정맥제나 강심제의 투여 외에 생활상의 제한, 예를 들면

운동량이나 식생활에서의 염분 제한 등이 요구된다.

한편 비대형 심근증도 원인은 불명확하고 선천적으로 소아기부터 심근이 두꺼워지는 경우도 있으며, 성인이 되어 차차 비대해지는 경우도 있다. 증상은 흉통이나 부정맥이 나타나는 일도 있지만 대부분의 경우는 확실한 증상이 없는 것이 특징이다.

치료는 증상이 심하지 않은 경우, 확장형과 달리 운동량의 제한은 하지 않아도 된다. 특히 심실중격의 근육이 이상비대하여 좌심실의 출구를 막는 것과 같은 형태를 취하는 경우는 돌연사도 많고 운동 제한도 필요하다. 수술로 그 부분을 제거하는 치료법도 행해지지만 약의 복용으로 심근의 과도한 수축을 억제하고 부정맥을 예방하기도 한다.

이러한 심근염은 초음파진단의 발달에 따라 쉽게 발견될 수 있고 최근 그 수가 늘어나고 있다.

선천적으로 기형인 선천성 심질환

태어날 때 심장이 기형이라면 유아나 소아 단계에서 사망해 버린다고 생각하기 쉽다. 그러나 심방중격에 구멍이 뚫려 있어도 90세가 지날 때까지 장수하는 사람도 드물게나마 있다. 또 10세 이전에 중증이 되는 경우도 있다. 선천성 심질환 중에는 심방중격 결손이나 심실중격 결손이 가장 일반적이지만 이외에도 폐동맥판의 이상이나 삼첨판의 이상, 폐동맥이나 대동맥 위치의 이상, 나아가서는 이러한 것들의 조합이나 합병증 등이 있다. 현재 여러 가지의 심장 기형에 대해서 수술 방법이 진보하

여 학교검진 등으로 심전도나 심음(心音)의 체크가 널리 이루어
진 이래 이전보다 중증 예는 감소하고 있다. 그러나 현재에도
40대가 되어 증상이 나타나 발견되었다는 보고도 있다.

다만 어른이 되어 나타난 경우는 방치해도 좋은 것, 수술이
필요한 것, 수술의 적용이 명확하지 않은 것, 수술이 늦어진 것
등의 여러 가지로 그 치료는 복잡하다.

예를 들면 이런 예가 있다.

25세의 남성으로 가벼운 감기로 생각하고 병원을 찾아갔다.
그런데 심음에 이상이 있다고 해서 대학병원에 소개받아 갔다.
정밀검사 결과, 심방중격에 2cm 정도의 구멍이 있었다. 물론 수
술하여 그 구멍을 막았다. 그 결과 퇴원할 때에는 잘 움직이고
숨쉬는 것은 생각지도 못하였다고 본인이 말할 만큼 회복했다.
즉 태어날 때 이상이 있으면서 이렇다 할 증상이 없거나 있다고
해도 대수롭지 않게 지나쳐, 치료하기 시작해서야 치료 전의 활
동 중에 동계(動悸)나 숨차는 것 등의 이상을 알았다는 예도 많
다. 천성적인 몸의 이상을 모르고 지나면 다소 이상한 증상이
있어도 그것이 정상이라고 생각하면서 일상생활을 하는 경우가
많다. 이런 경우가 바로 좋은 예가 될 것이다.

7. 맥박으로부터 심장의 이상을 읽는다 – 부정맥

부정맥은 누구에게라도 일어난다

심장은 매일 규칙적으로 1분 동안 약 60~80회 비율로 뛰고 있다. 그러나 흥분할 때는 1분에 100회 이상이나 뛰며 밤에 자고 있을 때는 사람에 따라서 40~50회 정도까지 내려가는 일도 적지 않다. 또 노인이 되면 박동은 늦어지고 아이들은 반대로 빠르다.

이와같이 심장은 하루에 약 10만회 정도 수축을 반복하여 일생 동안 25억회에서 30억회나 수축한다. 이처럼 튼튼하고 피로할 줄 모르고 일하는 데 감탄하지 않을 수 없다.

이와같이 규칙적으로 지치지 않고 박동하고 있으면 가끔은 박동 자체에 이상이 있는 경우가 있다. 박동이 약간 잘못된 상태를 부정맥(不整脈)이라고 한다.

우리들은 매일매일 습관적으로 하고 있는 것을 실수하거나 틀리는 수가 있다. 특히 몸이나 뇌에 이상이 없는 것도 아닌데 사람들은 "웬지 컨디션이 안 좋다"라고 한다. 컨디션이 안 좋은 것은 몸이 피곤한 경우나 또 원인을 모르는 경우가 많다.

부정맥도 마찬가지로 심장 그 자체에 병이 없어도 부정맥이 일어나는 경우가 있다. 웬지 기분이 안 좋다고 느꼈을 때 부정맥이 일어나는 것도 이와 아주 비슷하다. 심장의 박동은 자율신경 조절에 의한 경우가 많다. 따라서 심장 자체에 나쁜 곳은 없어도 자율신경 조절의 이상으로 부정맥이 일어나는 일도 있다. 한편 심장에 분명히 병이 있고 그 때문에 부정맥이 일어나는 것은 당연하다. 그럼 어떤 부정맥이 위험한가. 사람이라면 누구라

도 말의 잘못이나 올바르지 못한 행동을 가끔 하게 된다. 그러
나 매일 똑같은 잘못을 반복하면 어디에 이상이 있는 것은 아닌
가 하고 의심하게 된다. 부정맥도 간혹 일어나는 경우는 문제가
안되지만 이것이 매일 그리고 자주 일어나면 걱정이 된다. 일단
심장 전문의에게 진단을 받을 필요가 있을 것이다. 그러나 아주
드물게 일어난다고 안심하고 있으면 이것이 돌연사의 원인이 되
어 부정맥을 가져오는 경우도 적지 않다.

또 한편 부정맥은 빈도만이 문제가 되는 것은 아니다. 그 형
태나 종류도 문제가 된다. 예를 들면 일반적으로 운동 때문에
생기는 부정맥은 위험하며, 운동 때문에 소실하는 부정맥은 오
히려 좋다고 할 수 있다. 그러나 그것이 단 한번만의 부정맥이
라도 목숨을 잃는 경우가 있다(심실세동, 심실빈맥 등).

맥박이란 무엇인가

우리가 맥박을 셀 때 일반적으로 손목 안쪽의 요골동맥의 박
동을 체크하여 1분 동안의 박동수를 맥박수로 한다. 보통 요골
의 안쪽을 동맥과 직각으로 세 개의 손가락(둘째, 셋째, 넷째손가
락)을 가지런히 하여 가볍게 댄다. 이때 셋째손가락에 약간 힘
을 가해 압박하면 맥을 알 수가 있다. 이때 잘 모를 경우 둘째
손가락에 힘을 주어 보고, 그래도 모를 경우 둘째손가락만으로
눌러 본다. 이렇게 해서도 모를 때는 세 손가락을 더 안쪽으로
약간 옮기면 대개 알 수가 있다(그림 7-1).

또 팔굽관절 안쪽에서 잴 수 있다. 또 목 부위나 섶(대퇴끝의

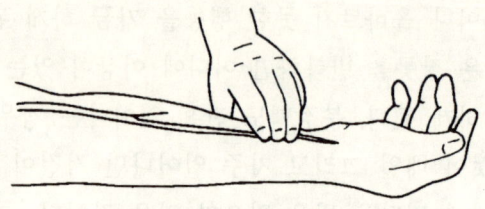

〈그림 7-1〉 맥박을 재는 방법

안쪽)에서도 잴 수가 있다. 어쨌든 근육이 적은 관절의 안쪽에서 재기 쉽다. 보통 동맥은 피부 깊숙이 있기 때문에 근육이나 지방 때문에 외측에서는 좀처럼 측정하기가 곤란하다. 일반적으로 피부를 통해 파란 선같이 보이는 혈관은 정맥이다.

우리가 맥박을 알 수 있는 것은 심장이 혈액을 전신에 내보내고 있기 때문이다. 따라서 큰 압력이 필요하고 이 압력이 동맥의 혈관벽을 압박한다. 이것이 소위 혈압으로, 우리는 이 압력을 맥으로 알 수 있는 것이다. 이 맥박으로 심장이 어느 정도의 비율로 뛰고 있는가를 알 수 있다.

맥박수와 심박수는 같은 것인가

일반적으로 맥박수는 심장의 박동수를 나타내고 있다고 생각해도 좋다. 맥박수와 심박수는 원칙적으로 같다. 심장이 1분 동안 60회 뛰면 맥박수도 1분간 60회가 된다. 다만 이것은 어디까지나 원칙론이고 맥박수와 심박수는 반드시 일치하는 것은 아니다. 정확히 말하면 맥박수와 심박수는 완전히 같지는 않다. 그럼 왜 이런 현상이 생기는 것일까. 이 원인이 바로 부정맥이다.

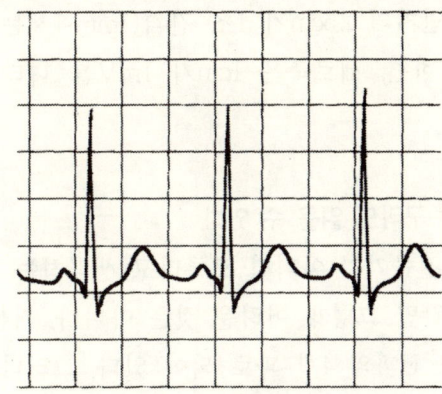

〈그림 7-2〉 정상인 심박을 보여주는 심전도

심전도란?

먼저 부정맥을 이해하기 위해서 전에 알아 두어야 할 것은 심전도이다.

심전도는 간단히 말해서 심장에서 나오는 전기변화를 시간 경과와 함께 기록한 도형이다. 전기뱀장어 등은 인간이 감전사할 정도의 전기를 방전한다. 그러나 심장에서 나오는 전기는 겨우 1mV에서 기껏해야 5mV 정도로, 건전지가 1.5V라고 하면 그것의 1500분의 1 내지 300분의 1의 극히 작은 전기이다.

일반적으로 생물의 세포는 그것이 근육이든 신경이든 흥분하면 전기를 발생한다. 이 전기는 세포가 활동할 때 일어나는 전기(전위차)이기 때문에 활동전위라고 한다.

심전도는 심장의 활동전위가 시간 변화와 함께 변동해 가는 모습을 기록한 것이다. 심전도의 가로축은 시간 변화를 나타내

고 보통 방안지의 2.5cm가 1초 간격(1mm에서는 0.04초)을 나타
내고 있다. 한편, 세로축은 1cm가 1mV를 나타내고 있다(그림
4-1).

심전도는 누구라도 읽을 수 있다

심전도란 전문가가 아니면 모른다고 생각하는 것은 큰 잘못이
다. 원리만 알면 그렇게 어려운 것은 아니다. 기본적으로는 P파,
QRS파, T파, U파의 4개 파로 되어 있다. 그러나 U파에 대해서
는 현재 아직 잘 해명되어 있지 않기 때문에 실제로는 U파를
제외한 3개의 파형의 변화를 보고 진단한다.

기본적인 판독 방법은 초보자라도 충분히 이해가 가능하다.
물론 복잡한 부정맥은 심장병 전문의라도 진단에 어려움을 경험
하는 경우가 많다.

여기서는 부정맥을 이해하기 위한 최소한의 지식으로서 심전
도 보는 방법을 설명하겠다. 먼저 심장의 수축에서 가장 먼저
시작하는 것이 심방이다. 심전도상에서 심방의 변화를 나타내는
것이 P파이다. 따라서 P파의 횡폭(3~4mm)은 심방이 흥분하여
수축하는 시간을 나타낸다. 즉 0.12~0.16초가 심방의 흥분시간이
된다.

심방은 심실과 비교하면 벽의 두께가 얇고 전위의 크기도 작
으며(0.2~0.5mV) 흥분시간도 짧다.

심방에 이어서 심실이 흥분한다. 이때 큰 QRS파와 T파가 나
온다. 이 QRS파의 Q파에서 T파까지의 시간을 QT시간이라고

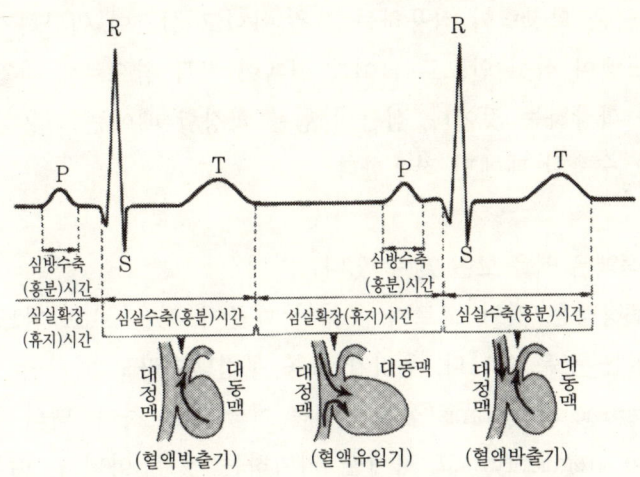

〈그림 7-3〉 심실의 수축. 확장과 심전도 변화

부르고(전기적 심실수축시간), 이 시간 사이에 심장은 곧 수축을 개시하고 대동맥을 통해 혈액을 전신에 내보낸다.

　실제로 심장이 수축하고 있는 시간(기계적 수축시간)은 전기적 수축시간보다 약간 긴 경향이 있지만 거의 같다고 생각해도 된다. 1분 동안 60회의 심박수의 경우 QT시간은 약 0.4초 정도이다. 따라서 심장이 확장하여 심실 안으로 혈액을 충만시키는 시간은 0.5초에서 0.6초가 된다. 심전도상으로는 T파 끝에서 다음 QRS파 시작까지의 시간이 심장이 확장하고 있는 시간이다. 보통 이 사이에는 심장이 흥분하고 있지 않다. 그 때문에 이 시간 사이는 파형이 보이지 않고 평탄한 심전도가 된다. 심장은 수축과 확장을 반복하고 있다기보다 수축(흥분)과 이완(휴지)을 반복한다고 하는 쪽이 정확한 표현일 것이다.

심근은 확장력이 작용하는 것은 아니고 심근이 이완하기 때문에 혈액이 심실 안으로 들어가 혈액이 가득 참으로써 자연히 심장이 확장하는 것이다. 심근의 힘은 확장할 때에는 작용하지 않는다. 수축할 때에만 작용한다.

부정맥은 맥을 보면 알 수 있나

부정맥은 맥이 고르지 못하기 때문에 맥을 보고 반드시 알 수 있는 것은 아니다. 우리가 보통 부정맥이라고 하지만 영어로는 cardiac arrhythmia(심장의 리듬 이상)라고 하며, 맥의 불규칙(pulse irregularity) 그 자체를 의미하는 것은 아니다. 여기에서 맥박과 심박의 차이가 생긴다.

그런데 일반적으로 임상에서 경험하는 부정맥 중에서 가장 많은 것이 기외수축이다. 기외수축은 영어에서는 일정한 주기 외에 나오는 심수축(extrasystole), 혹은 조기수축(premature beat)이라고 한다.

보통 심장은 1분 동안 60회 또는 80회의 규칙적인 리듬으로 수축한다. 이때 심전도는 그림 7-4에서 A그림의 1, 2, 3과 같다.

그런데 같은 그림에서 B의 네번째와 같은 이상한 형태를 한 기외수축(조기수축)이 일어나면 이것을 맥으로는 모르는 경우가 있다. 그림과 같이 심장은 수축과 확장을 반복하고 있지만 세번째 수축을 하여 혈액을 내보낸 곳에서 갑작스런 기외수축으로 심장이 흥분하면, 원래는 아직 확장기(擴張期)로 혈액이 들어가는 단계이고 이 때문에 심장에는 혈액이 가득 차 있지 않다. 그

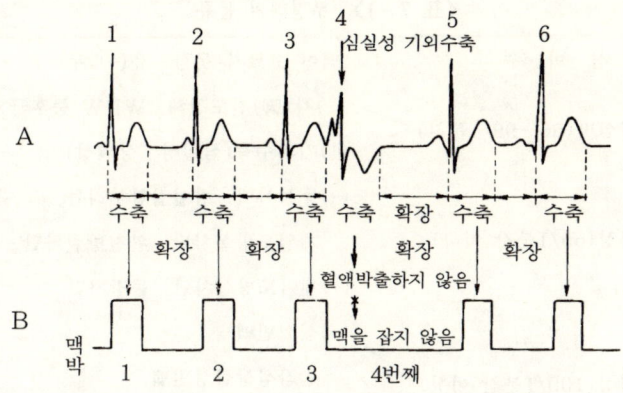

〈그림7-4〉 심실성 기외수축의 심전도

때문에 심장은 빈 상태가 되고 혈액의 박출은 없는 것이 된다. 혈액이 박출되지 않으면 당연히 맥박은 뛰지 않는다. 이 경우 맥박은 1회 적게 된다. 즉 심장은 수축하고 있기 때문에 맥으로는 잡히지 않는 것으로, 심박수보다 맥박수가 적어지는 결과가 된다.

부정맥은 맥이 고르지 않은 것만을 말하는 것이 아니라 맥이 규칙적으로 뛰더라도 박동에 이상이 있는 것까지 포함한다.

맥이 고르지 못한 것은 아니고 정상인 동결절에서 자극은 나오고 있지만 맥박수가 1분에 40회까지 감소하는 서맥과, 동결절과는 관계가 없고 본래 맥의 명령을 내보내는 곳이 아닌 장소에서 지령이 나오는 '이상한 서맥'인가를 구별하기 위해서는 맥을 보는 것만으로는 전혀 구별이 되지 않고 심전도를 조사해 보는 수밖에 없다.

〈표 7-1〉 부정맥의 분류

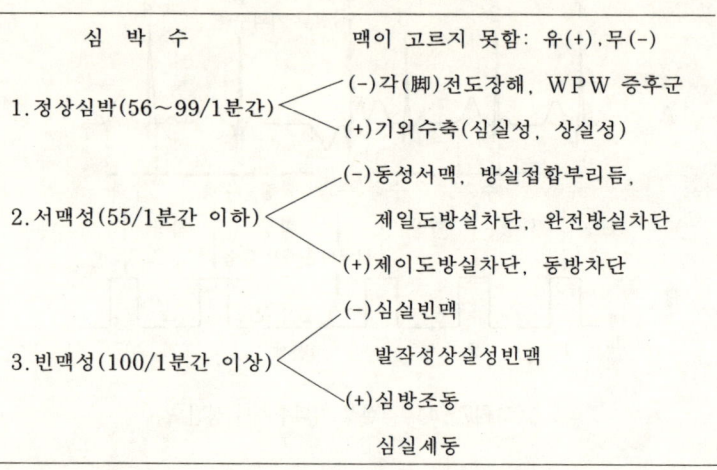

심 박 수	맥이 고르지 못함: 유(+),무(-)
1.정상심박(56~99/1분간)	(-)각(脚)전도장해, WPW 증후군
	(+)기외수축(심실성, 상실성)
2.서맥성(55/1분간 이하)	(-)동성서맥, 방실접합부리듬,
	제일도방실차단, 완전방실차단
	(+)제이도방실차단, 동방차단
3.빈맥성(100/1분간 이상)	(-)심실빈맥
	발작성상실성빈맥
	(+)심방조동
	심실세동

또 1분에 150회의 맥박수인 경우 역시 이것이 병적인 빈맥인지 정상인 빈맥인지는 심전도만이 구분할 수 있다. 따라서 부정맥을 알기 위해서는 맥박만으로는 불충분하고 반드시 심전도를 검사해 볼 필요가 있다.

이와같이 부정맥이라는 것은 단지 맥이 고르지 못한 것만을 말하는 것은 아니고 '심장박동 이상' 모두를 포함한다는 것을 염두에 두어야 한다.

부정맥에는 어떤 것이 있는가

그럼 부정맥에는 어떤 것이 있으며, 그 중에서 어떤 것이 위험한 것인지 알아보자.

먼저 심박수를 기본으로 하는 심전도 변화는 다음과 같이 분류되고 있다(표 7-1).

1. 서맥성부정맥(심박수 59 이하인 것)

　　a 심박동이 고르지 못한 것. b 심박동이 고른 것

2. 빈맥성부정맥(심박수 100 이하인 것)

　　a 심박동이 고르지 못한 것. b 심박동이 고른 것

3. 정상적인 심박수를 보이는 부정맥(심박수 60~99)

　　a 심박동이 고르지 못한 것. b 심박동이 고른 것

이러한 부정맥이 일어나는 메커니즘에 대해서 생각해 보자.

앞에서도 말한 것처럼 심장의 수축을 일으키는 자극은 먼저 동결절에서 일어나고 심방, 방실결절, 히스속, 좌우의 각, 푸르키네 섬유로 점차 전해져 최후에는 좌우의 심실에 도달하여 처음으로 심실이 수축한다. 이 자극이 전달되는 길을 자극전도계라고 하고 부정맥은 이 길에 무슨 이상이 생기면 나타난다.

그럼 이 자극전도계에 어떠한 이상이 일어나면 부정맥이 일어나는 것일까.

보통 부정맥이 일어나는 메커니즘은 다음과 같이 세 가지로 대별된다.

1. 이소자극(異所刺戟) 생성

2. 회귀(reentry)

3. 자극전도로 장해이다.

다만 이소자극 생성과 흥분선회는 보통 심전도로는 구별되지 않는 경우가 많다.

이소중추에서 발생하는 신호에 의한 부정맥-기외수축

보통 심장 전체를 흥분시키는 근원지가 되는 자극은 앞에서 말한 것처럼 동결절에서 생기고 이 심장 리듬을 정상 동조율이라고 한다. 그런데 어떤 이유로 정상 페이스메이커인 동결절 이외의 곳에서 이상한 자극이 생기고 이것이 심장 전체에 퍼지는 이상한 리듬이 생기는 일이 있다. 이것을 이소(異所;동결절 이외의 의미)자극 생성이라고 하여 이소자극(이소흥분)이 일어난 곳을 이소중추라고 한다.

이소중추는 심방에 있기도 하고 방실결절이나 심실에 있기나 하지만 각각 특징있는 심전도를 보인다.

동결절을 심장 전체의 수축을 지령하는 중앙정부라고 하면 이소중추는 소위 게릴라의 근거지와 같은 것으로 여기에서 이소자극이 발생하여 중앙정부를 어지럽힌다. 이 대표적인 것이 기외수축이다. 이소중추의 근거지가 심방에 있는 것을 심방성(상실성) 기외수축이라고 하며 심실에 있는 것을 심실성 기외수축이라고 한다.

흥분이 역방향으로 진행하는 흥분선회

정상인 경우에는 동결절에서 일어난 자극이 심방에서 심실로 순서대로 전해지지만 자극전도계의 일부에 이상이 생기면 심실로 가던 흥분이 갑자기 역방향으로 향하여 심방 쪽으로 들어가고 이것이 다시 심실로 들어가는 선회로가 형성되어 흥분이 빙글빙글 돌아나가는 일이 있다. 그 대부분은 빈맥이 되지만 일과

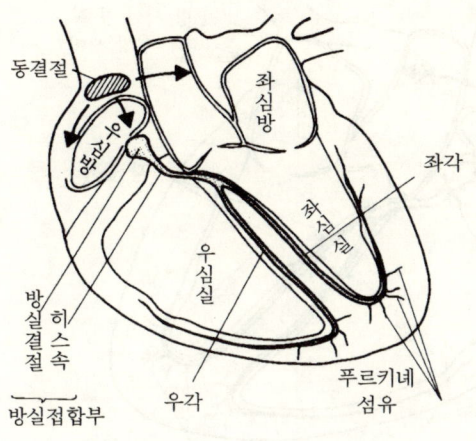

성으로 이것이 일어난
경우는 반드시 빈맥이
되지 않는 경우도 있
다. 이 대표적인 것이
상실성 빈맥이나 심방
세동, 심실빈맥, 심실
세동 등이다.

〈그림 7-5〉 심장자극전도계

흥분이 도중에서 끊
기는 자극전도 장해-
차단

동결절에 일어난 자극이 자극전도로의 어딘가에 장해가 있기
때문에 흥분이 먼저 잘 전해지지 않게 되거나 완전히 끊어지는
것이 자극전도로 장해이다. 동결절과 심방 사이의 연락이 끊어
지는 것을 동방차단이라고 하며 심방과 심실 사이의 전도가 끊
어지는 것을 방실차단이라고 한다. 또, 좌우 각(脚)의 전도가 끊
기는 일이 있는데 이것을 각 블록이라고 한다. 이와같이 자극전
도계의 장해에 의한 흥분전도가 저해되는 것을 '블록'이라고 한
다. 완전히 전도가 끊긴 것을 완전 블록이라고 하고 전도가 끊
어졌다 이어졌다 하는 불완전한 전도장해를 불완전 블록이라고
한다.

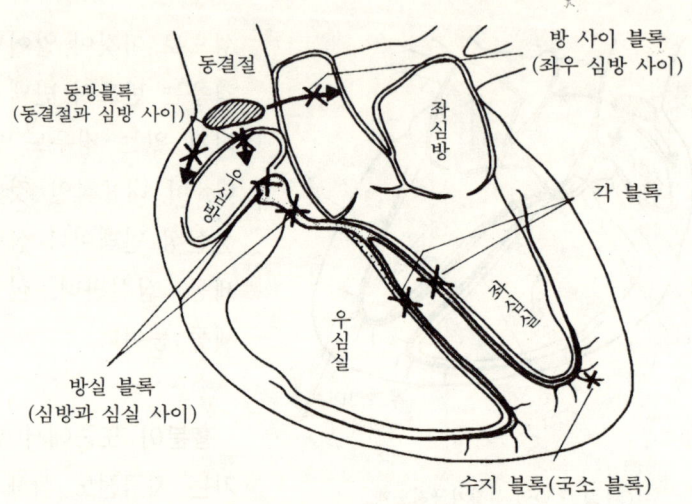

방 사이 블록
(좌우 심방 사이)

동결절

동방블록
(동결절과 심방 사이)

좌심방

각 블록

우심방

우심실

좌심실

방실 블록
(심방과 심실 사이)

수지 블록(국소 블록)

〈그림7-6〉 자극전도 장해가 일어나는 경우

부정맥 형태에 따른 여러 가지 장해

앞에서 말한 것처럼 자극전도계의 어디에 어떠한 변화(이소자극 생성이나 흥분선회나 자극전도로 장해)가 일어났는가에 따라 부정맥의 형태가 결정된다.

즉, 부정맥의 명확한 진단이 내려지게 된다.

동결절 자체에 자극생성 이상이 일어난 경우는 각각 동성서맥(자극생성이 늦어진다), 동성빈맥(자극생성이 빨라진다), 동성부정맥(자극생성이 고르지 못하다) 등으로 불리는 넓은 의미의 부정맥이다.

동결절과 심방 사이에 있는 자극전도로에 이상이 일어나거나 이것이 차단되면 앞에서 말한 동방 블록이라고 하는 부정맥이

〈표 7 - 2〉 부정맥의 형태에 따른 여러 가지의 장해

메커니즘 / 장소	이소자극 생성 reentry	전도로 장해
동결절	동정지　(+) 동성서맥　(-) 동성빈맥　(-) 동성부정맥 (+)	동방 블록 (+)
심　방	심방성 기외수축 (+) 심방빈맥　(-) 심방조동　(-)~(+) 심방세동　(+)	방 사이 블록 (-)
방　실 접합부	방실접합부성 기외수축(+) 방실접합부리듬　(-) 발작성상실성빈맥　(-)	방실 블록 　제1도(-) 　제2도(+)~(-) 　제3도(-) (완전방실 블록) 방실해리　(-) WPW 증후군(-)
각		각 블록 (-)
심　실 푸르키녜 섬　유	심실성 기외수축 (+) 심실자동　(-) 심실빈맥　(-) 심실조동　(-) 심실세동　(+)	수지 블록 (-) (부분지 블록) 주)(-)불규칙한 맥이 없음 　(+)맥이 불규칙함

된다. 심방에 이소자극 생성이 일어나면 심방성 기외수축이 일어나 흥분(자극)선회가 일어나며 심박빈맥이나 심방세동이 일어난다. 좌우의 심방 사이에 자극전도 장해가 일어나면 방 사이 블록이라는 것이 된다.

또 방실접합부(방실결절 및 히스속의 양자를 총칭하여 부른다)에 이소자극 생성이 일어나면 방실접합부리듬이 되고 또 흥분선회가 일어나면 상실성 빈맥이 일어난다. 또 전도장해(블록)가 일어나면 방실차단이라고 불리는 부정맥이 된다. 또 각에 전도장해가 일어나면 각 차단이라고 한다.

더욱이 심실에 이소자극 생성이 일어나면 심실성 기외수축이나 심실자동 등 부정맥이 나타나 흥분선회가 일어나면 심실빈맥이나 심실조동, 및 심실세동이 일어난다. 또 심실 일부에 특수한 부분적 전도장해(블록)가 일어나는 일도 있다. 이것을 분지 블록(수지 블록)이라고 한다.

이러한 이상이 생긴 장소와 그 발생 메커니즘에 의해 여러 가지 명칭이 붙여진다. 이것을 정리한 것이 표 7-2이다.

이와같이 부정맥이라고 해도 천태만상이다. 그리고 여기에서 가장 많이 볼 수 있는 부정맥 '기외수축'과 가장 위험한 부정맥인 '심실세동'에 대하여 설명하기로 한다.

가장 일반적인 기외수축

심장은 동결절에서 규칙적인 자극에 의해 박동을 반복하고 있다. 그런데 규칙적인 박동 간격을 벗어나 본래의 자극발생부위(동결절)가 아닌 이소중추에서 자극이 일어나고 1회 내지 2회의 이상한 박동이 있을 때가 있다. 이 이상한 심장의 수축을 기외수축이라고 한다. 기본적인 동조율에 의한 일정한 주기 외로 생기는 심장의 수축을 의미하고 있다.

이상한 자극을 내보내는 진원지가 심방에 있다면 심방성 기외수축(또는 상실성 기외수축), 심실에 있다면 심실성 기외수축이라고 부른다. 때로는 방실결절 주위(방실접합부)에 진원지가 있는 경우도 있다. 이 경우 방실접합부성 기외수축이라고 한다.

기외수축은 일반적으로 정상적인 심박의 간격보다 빨리 일어난다. 즉 조기수축이다.
이것은 올바른 명령을
보내는 중앙정부의 동
결절에 대한 기습공격
과 같은 것이다.

이 기외수축이 일어
나면 어떻게 될 것인
가. 통상 수축이 끝나
고 그 다음 심장이 확
장하여 혈액을 받아들
이려는 순간 게릴라의
근거지에서 갑자기 지

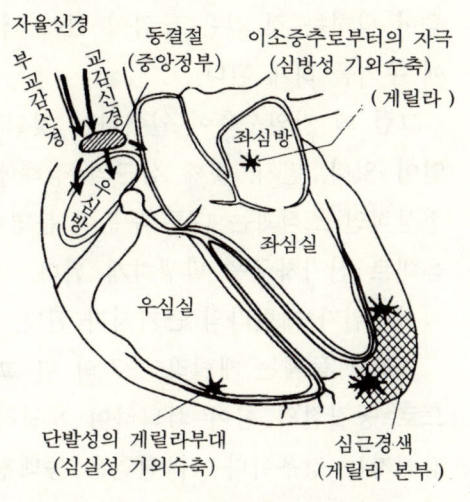

〈그림7-7〉 기외수축은 이렇게 일어난다

령이 나온다. 심장은 당황하여 수축한다. 그런 심장에는 아직 혈
액이 충만해 있지 않다. 즉 공(空)회전의 상태이다. 실제로는 심
장은 박동하고 있지만 내보내는 혈액량이 적고 앞에서 말한 것
처럼 맥박에는 큰 차이가 없다. 맥이 한번 쉬려고 하는 상태가
된다. 소위 이 상태를 "맥이 거르다"라든가 "맥이 중간에 끊긴
다"라고 표현한다. 앞에서 판막증의 역류증(폐쇄부전)인 곳에서
도 예로 들었지만 옛날 잘 사용하던 수동 펌프로 우물물을 끌어
올렸을 때 패킹이 느슨해져 공기가 새어 버리면 공기압이 부족
하여 쉽게 물이 새어 버린다. 잡은 손잡이를 움직여도 저항이
적어 덜커덕하게 된다. 그래서 물은 주르르 흘러버린다. 기외수
축은 바로 이런 상태와 비슷하다. 갑자기 가슴이 덜컥하거나 가

숨이 막히는 것 같은 느낌이 있어 맥을 짚으면 맥이 풀리는 것에 주의를 하게 된다.

그럼 왜 기외수축이 일어나는 것일까. 거기에는 몇 가지의 원인이 있다. 먼저, 첫째 심근의 장해에 의해 게릴라의 근거지에 정상적인 조직과는 다른 부분이 분명하게 형성되어 여기에서 마음대로 전기자극을 발생하게 된다. 예를 들면 심근경색에 의한 괴사부위가 게릴라의 근거지가 된다.

그리고 둘째는 게릴라 조직의 힘 그 자체는 약하지만 그 이상으로 동결절의 힘이 쇠퇴하여 게릴라 조직의 힘이 상대적으로 강해지는 경우이다. 이 원인은 동맥경화가 상당히 진행된 고령자나 심근염, 심근증 등에 의해 동결절의 장해가 일어나 그 활동이 약해졌을 때 일어나기 쉽다.

셋째는 동결절 자체에는 이상이 없지만 동결절을 조절하는 자율신경에 이상이 있는 경우이다. 자율신경에는 심장의 박동을 빠르게 하는 교감신경과 심장의 박동을 느리게 하는 부교감신경 등이 있다. 이 두 자율신경이 동결절의 기능을 조절하고 있지만 이 조절이 제대로 안되면 동결절이 일시적으로 혼란한 틈을 노려 게릴라가 기습공격을 감행한다. 이 경우는 심장 자체에는 이상이 보이지 않을 때가 많다. 따라서 심전도에 기외수축이 기록되어도 반드시 심장질환이 있는 것은 아니다.

이상의 것들을 정리해 보면 기외수축 발생의 원인은 주로 ① 심장의 일부에 심근장해가 있는 경우, ② 동맥경화 등에 의해 동결절의 힘이 쇠퇴하여 게릴라가 동결절 대신에 정권을 탈취한 경우, 그리고 마지막으로는 ③ 자율신경의 조절이상 때문에 일시적으로 동결절 기능에 이상이 생긴 경우를 생각할 수 있다.

돌연사를 가져오는 심실세동

기외수축은 가장 많이 보이는 부정맥으로 일생 동안 누구라도 한번은 반드시 경험하는 것이다. 단 이것을 알아차리는 사람과 모르고 지나치는 사람이 있어 반드시 자각증상만으로는 판단할 수가 없다.

일반적으로 기외수축이라고 하는 게릴라가 단발로 일어나고 있을 때에는 거의 문제가 없다. 게릴라에 의한 기습이 2연발로 일어나거나 중앙정부(동결절)에서 명령에 의한 수축과 게릴라로부터 명령에 의한 수축이 교대로 출현하는 경우(2단맥)에는 주의가 필요하다. 그러나 이와 같은 경우에도 전혀 자각증상이 없는 사람도 있다.

더욱이 게릴라의 세력이 강해지면 중앙정부의 영향을 완전히 배제하여 게릴라가 정권탈취를 꾀하게 된다. 이 경우 게릴라는 첫 싸움이고 정권담당에 익숙하지 않기 때문에 힘이 남아 굉장히 빠른 속도로 심장을 수축시킨다. 심방에서 이것이 일어나면 심방빈맥이 되고 심실에서 일어나면 심실빈맥이 된다.

이것은 1분에 200~250회의 빠른 속도로 심방이나 심실을 수축시킨다.

갑자기 1분 동안 맥이 200회를 넘는 경우 혈압이 갑자기 내려가 현기증이나 실신을 일으키기도 한다. 더욱이 게릴라 활동이

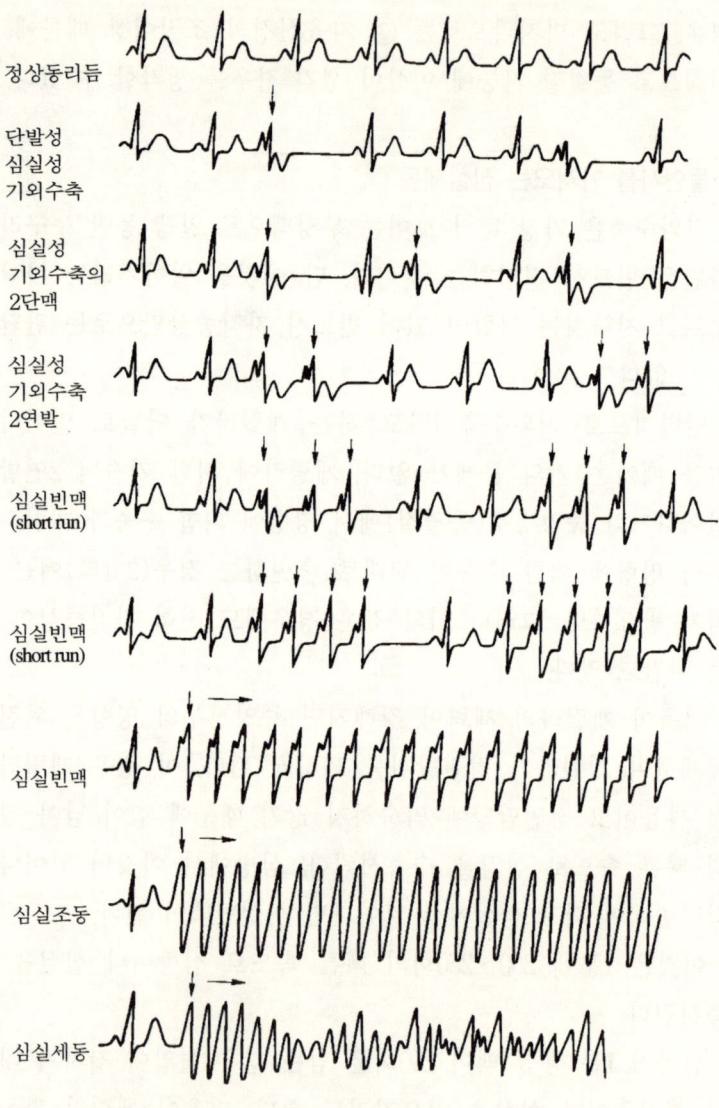

정상동리듬

단발성
심실성
기외수축

심실성
기외수축의
2단맥

심실성
기외수축
2연발

심실빈맥
(short run)

심실빈맥
(short run)

심실빈맥

심실조동

심실세동

〈그림 7-8〉심실성 기외수축에서 심실세동까지의 심전도 변화

왕성해지면 너무 빨라져 통제할 수 없게 되고 명령계통이 엉망 진창이 되어 혼란상태가 된다.

이와 같은 상태에서 심장은 통일된 전체 수축은 하지 않고 심장을 형성하는 하나하나의 세포가 정상대로 활동하지 않아 지리멸렬한 상태가 되고, 심장 전체는 표면이 작은 파도처럼 작게 움직일 뿐 전체 수축은 하지 않고 정지한 것처럼 된다. 이것이 심방에 일어나면 심방세동, 심실에 일어나면 심실세동이 된다.

특히 심실세동은 '죽음의 메커니즘'이라고 불리며 심기능 정지를 의미하고 있다. 시체를 해부해도 알 수 없는 원인불명의 돌연사의 원인이 되기 때문에 무서워하고 있다. 따라서 가장 일반적이고 정상적인 사람에게 가장 많이 보이는 심실성 기외수축도 안심해서는 안된다. 그 중에는 이것이 원인으로 심실빈맥이나 심실세동을 일으켜 돌연사가 되는 경우가 적지 않다. 이것만은 결코 방심해서는 안된다.

옛날에는 심실세동이 '죽음의 메커니즘'으로서 죽음을 의미하였지만 오늘날에는 반드시 100% 죽음을 의미하는 것은 아니고, 때로는 자연스럽게 때로는 전기쇼크나 약제로 이것을 치료할 수 있게 되었다. 그러나 일과성의 심실세동이나 심실빈맥에서는 현기증이나 실신을 일으킨다. 심실세동의 경우 심장의 통일된 박동이 없어지고 뇌의 혈류는 중간에 끊겨, 이것이 10초 이내 정도의 짧은 것이면 현기증 정도로 멈추지만 그 이상 오래 계속되면 실신, 경련발작이 일어난다.

따라서 현기증, 실신, 경련발작 등을 일으킨 경우 곧 뇌의 질병이라고 생각하기 쉽지만 먼저 심장에 원인이 있는가를 확인하는 것이 중요하다. 왜냐하면 심실세동만큼 빠르고 순간적으로 죽음을 가져오는 것은 없기 때문이다. 따라서 현기증, 실신, 경련발작 등의 경우는 뇌 검사보다 가장 먼저 심전도검사를 해야할 것이다.

로마노 워드 증후군(Romano Ward Syndrome)이란 선천적인 심장병이 있지만 이 병은 갑자기 심실빈맥이나 심실세동을 일과성으로 일으키는 것이다. 이 질병에 걸린 18세의 여성은 전화 벨소리를 듣고 가슴이 덜컥 하고 놀란 순간에 실신하거나 나아가 경련발작을 일으키는 일이 가끔 있었다. 갑자기 실신하여 경련을 일으켰기 때문에 '간질'이라 단정하여 입원시켜 검사한 결과 일시적인 심실세동이라는 것을 알았다. 가족들에게 이것을 이야기하자 좀처럼 믿지 않고 심장의 원인으로 왜 실신이나 현기증, 경련 등이 일어나는가 하고 강한 의문을 가졌다. 이와 같은 증상은 보통 뇌의 장해로 일어나는 것으로 생각하고 있기 때문에 처음에는 잘 이해하지 못하였다. 그래서 발작시 심전도를 보임으로써 겨우 납득시킨 경험이 있었다.

이처럼 심실세동은 가장 위험한 부정맥이고 가장 일반적인 심실 기외수축을 계기로 하여 나타나는 일이 있기 때문에 주의가 필요하다.

8. 이런 증상에 주의하자

심장병의 자각증상

협심증이나 심근경색에 걸린 사람에게 물어보면 무언가 가슴에 무거운 통증이 있었다든가 최근에 계단을 오르락내리락할 때 가슴이 두근거리거나 숨이 차며, 정신적으로 긴장하면 현기증이 나고 왼쪽 어깨나 등이 결리거나 통증이 있었다는 등 나중에서야 자각증상을 느끼는 사람이 많다.

앞에서 말한 것처럼 허혈성심질환, 특히 급성 심근경색은 20% 이상이 첫 증상의 발작으로 사망하기도 하므로, 자각증상을 미리 알아 신속하고 적절한 조치를 취하는 것이 생사를 결정하는 매우 중요한 문제라는 것을 알 수 있다.

따라서 여기에서는 허혈성심질환을 중심으로 심장병의 여러 가지 증상에 대하여 설명하기로 하자.

가슴이 답답하다

흉통은 부정맥이나 심막염 등에서도 일어나는 일이 있지만 무엇보다도 심장병에 의한 '가슴의 통증'이 중요하며 그 대표적인 것이 협심증과 심근경색이다.

협심증의 경우 심근에 산소나 영양을 보내는 혈관인 관상동맥의 흐름이 일시적으로 나빠지고 심근에 충분한 혈액이 공급되지 않아 허혈상태가 된 심근이 통증의 형태로 나타난다고 생각하면 좋다.

협심증의 통증은 일반적으로 흉통이라기보다 가슴을 양 겨드랑이에서 조이는 것 같은 불쾌감, 혹은 가슴 위를 무거운 돌 같은 것으로 누르는 것 같은 압박감에서 시작되는 일도 많다. 협심증이라고 하는 병명이 '가슴(심장)이 조인다'라는 의미를 가지는 것은 이와 같은 특징적 증상에 기인하는 것이다. 영어에서는 라틴어의 안지나 펙토리스(Angina Pectoris)를 그대로 사용하고 있지만 Angina는 목이 좁아지거나 숨이 막히는 것 같은 병의 총칭이고, Pectoris는 가슴의 의미로 역시 가슴이 좁아져 막히는 느낌을 의미하고 있다.

이와 같은 중압감, 압박감이 차차 강해지고 나아가서는 심한 고통으로서 느끼게 된다. 증상이 가벼운 경우는 통증보다 오히려 가슴의 답답함, 흉부의 위화감, 가슴이 타는 것 같고 목이나 가슴이 조이는 것 같은 압박감 등의 증상을 이야기하는 사람들이 많다.

또 사람에 따라서는 왼쪽 젖가슴 밑이나 왼쪽 등, 왼쪽 어깨, 왼쪽 위팔이 아픈 경우도 있고 때로는 왼손의 새끼손가락이나 넷째손가락, 왼쪽 어금니, 턱, 목에 통증이 퍼지는 일도 있다. 흉통이나 절리는 것을 느끼는 사람도 있고 부젓가락을 가슴에 찌르는 것 같다고 말하는 사람도 있다. 아주 드물게는 오른쪽 어깨, 오른쪽 무릎, 목의 오른쪽 주위에 고통을 느끼는 사람도 있다.

그러나 무엇보다도 많은 것은 가슴 한가운데(흉골의 뒤쪽)의 통증이다. 이것은 신경분포와 관계가 있고 심장 그 자체에는 아픔을 느끼는 신경이 없다고 한다.

심장으로 가는 신경은 가슴 한가운데의 주위를 지배하는 고통을 느끼는 신경과 함께 척수로 들어가기 때문에 심장에서 일어 난 통증을 가슴 한복판에서 느끼게 된다. 말하자면 전화의 혼선 과 같은 것으로 심장의 신경과 흉벽의 신경이 혼선된 상태와 흡 사하다. 종종 발을 절단한 사람이 없는 발가락이나 발뒤꿈치에 통증이나 가려움을 느낀다고 하는 이야기를 한다. 이처럼 다른 곳의 아픔을 착각하는 현상을 phantom pain(환상의 통증)이라고 하는데 심장의 고통도 마찬가지이다.

실제로 왼쪽 가슴을 누르고 "심장의 어딘가가 아프다"고 말하 는 대부분의 사람은 늑간 신경통이나 심장신경증과 같은 경우가 많고 협심증의 경우는 적다. 그밖에 위나 명치가 아픈 경우도 있고 위궤양으로 잘못 아는 경우도 적지 않다. 이것은 심장의 위치가 위의 위쪽에 있고 심장의 뒤쪽(등쪽)이 바로 횡경막 위 에 있기 때문에 심장의 통증이 밑으로 내려가 위가 아픈 것으로 느끼게 되는 바람에 당황하여 CCU에 운반되어 오는 일도 있다. 위 부위가 아파도 심장이 아니라는 것을 확인하는 것은 매우 중 요하다. 왜냐하면 심장병만큼 빨리 사망하는 병은 없기 때문이 다.

심장 전문의 사이에서는 "배꼽이나 위가 아프면 먼저 심장 전 문의의 진찰을 받는 것"이 당연한 것으로 되어 있을 정도이다. 심장 이외의 병이라면 심장을 체크한 다음이라도 늦지 않기 때 문이다.

통증이 지속되는 시간은 협심증의 경우 보통 2~3분으로, 심 하면 5~10분, 15분 정도 지속되는 일도 있지만 안정하고 있으면 통증은 사라진다. 통증이 끝나면 원래의 상태로 돌아가는 것이 보통이다.

또 협심증인 흉통의 특징은 니트로글리세린이 굉장히 빨리 든 는다는 것이다. 니트로글리세린을 혀밑에 넣으면(최근에는 스프레이식의 니트로글리세린도 개발되었다) 통증은 2~3분 지나면 곧 없어진다.

운동하지 않아도 일어나는 흉통

협심증에는 노작협심증과 안정협심증의 두 가지가 있다는 것은 앞에서도 설명했다. 노작협심증의 경우 흉통은 거의 운동 중에 생긴다. 예를 들면 아침에 일어나 세수, 식사, 배뇨 때나 출근 도중에 생긴다. 급히 계단을 오르거나 무거운 물건을 들거나 회의 및 연설 등으로 인한 긴장, 갑작스런 한기 등이 발작의 원인이 된다.

한편, 안정협심증의 흉통은 반드시 운동 중에 일어난다고는 할 수 없다. 그 전형적인 예가 '이형협심증'이라고 하는 것으로 낮에 운동할 때는 아무렇지 않은데 밤중이나 새벽녘, 취침 중에 거의 같은 시각에 발작이 일어난다. 증세는 협심증보다 오히려 심근경색에 가깝고 그 때문에 '이형(異型)협심증'이라는 명칭이 붙었다.

밤부터 새벽녘까지가 하루중에 자율신경의 조절에 이상이 가장 일어나기 쉬워 소위 '자율신경의 난조'라고 하는 시간대이며 몸의 컨디션이 불안정해진다. 혈압이나 맥박도 크게 불안정해지고 혈관이 갑자기 연축하여 발작을 일으키기 쉽다고 한다. 아주 젊은 사람이 갑작스럽게 사망했다는 이야기를 듣는데 그 중에는 이와 같은 이형협심증인 사람도 포함되어 있을 가능성이 있다.

안정협심증의 흉통은 한번 일어나면 몇번이고 계속 일어난다. 알맞은 치료가 필요한 것은 말할 필요도 없지만 발작의 원인이 되는, 예를 들면 과격한 운동이라든가 스트레스 등을 적극적으로 배제하는 것도 중요하다.

노작협심증인 경우, 어느 정도 이상의 운동을 하면 발작이 일어나기 때문에 발작을 몇 번인가 경험하면 자기 나름대로 위험선을 알게 된다. 계단을 오르거나 세수, 목욕을 할 때 발작을 막기 위해 중간에 한 번 쉼으로써 발작을 사전에 조절하는 기술을 체득하는 것이 좋다.

즉 안정협심증과 노작협심증의 혼합형인 협심증도 있고, 이 경우 발작이 자주 일어나면 불안정 협심증이라고 하여 심근경색증으로 이행될 가능성이 매우 높고 위험하기 때문에 엄중한 주의가 필요하다. 처음으로 일어난 협심증의 흉통이나 지금보다 더 자주 발작이 일어나거나 매일 발작을 일으키는 경우는 위험도가 높고 충분한 주의가 필요하다는 것은 앞에서도 설명하였다 (70페이지 참조)

심근경색의 흉통은 오래 지속된다

흉통이 15분 이상 계속되는 경우는 심근경색일 가능성이 짙다. 심근경색의 흉통은 수십 분, 때로는 반나절에서 2일 정도 계속되는 일도 있다. 앞에서 말한 것처럼 협심증의 발작이 자주 일어나는 사이에 차차 증상이 심해져 나중에는 심근경색이 되는 일이 많지만, 한편 아무런 증상이 없이 갑자기 가슴 중앙에서 아래쪽의 명치에 걸쳐 강하게 조이는 것 같은 통증이 생기는 증상이 일어나는 것도 방심해서는 안된다.

통증은 심하고 죽을 것 같은 불안감, 공포감이 엄습한다고 표현하는 사람도 있을 정도이다. 증상이 심하고 지속시간도 길어 증상이 바뀌면서 악화되어 가는 것이 특징이다. 많은 경우 갑자기 혈압이 저하하고 쇼크상태에 빠져 맥이 약해져 맥박수는 늘어 빈맥이 된다. 안면은 창백해지고 식은땀이나 비지땀을 흘리며 탈진감도 강해진다. 구토나 호흡곤란을 느끼는 경우도 있다.

또 때로는 혈압 저하와 함께 1분에 40 이하로 맥박이 떨어지는 경우가 있다. 이렇게 되면 곧 인공 페이스메이커가 필요해진다. 이 경우 심장의 뒤쪽, 혹은 아래쪽으로 생긴 뒷벽이나 아랫벽이 심근경색이 되는 경우가 많다.

협심증의 흉통과 달리 심근경색의 통증은 니트로글리세린을 혀밑에 복용해도 없어지지 않는다.

그런데 어떤 환자의 경우 처음에 왼쪽 새끼손가락과 넷째손가락이 아프다가 무릎이 아픈 후에는 어깨가 빠지는 것 같은 아픔이 뒤따랐다고 한다. 그래서 접골원에 갔지만 사람들이 붐볐고, 기다리고 있는 사이에 어깨의 고통이 차차 가슴으로 와 꽉 조이는 것 같다고 하였다. 그래서 내과 쪽의 병은 아닌가 하고 생각하여 자전거로 내과에 급하게 갔다. 심전도를 찍어 보고서 심근경색으로 판명되어 곧 내가 있는 대학병원의 CCU로 곧 운반되었다. 그 직후 심실세동으로 판정되어 심근이 경련하고 심장이 멈추는 것과 같은 상태가 되었지만 전기적 쇼크 등의 치료로 구사일생으로 살았다. 이 사람의 경우 접골원에서 30분 이상 지체하였다면 틀림없이 목숨을 잃었을 것이다. 현재는 건강하게 회사를 다니고 있다.

협심증의 경우도 그렇지만 심근경색에서도 일시적으로 증상이 좋아지는 경우가 가끔 있다. 그러나 어디까지나 일시적일 뿐이고 다음 발작이 언젠가 또 일어난다. 강한 발작을 일으키면 곧 CCU가 있는 심장 전문병원으로 가야 한다. 한밤중이라서 가족이나 의사에게 폐를 끼친다고 사양하면 돌이킬 수 없는 사태가 된다. 가능하면 구급차를 부를 수 있도록 하며 129번에 전화를 할 때 '심근경색인 것 같다'라고 말할 것을 잊지 않도록 한다. 특히 70세 이상인 노인의 경우는 '심근경색'이라고 해도 아주 심한 증상을 보이는 일은 드물다. 그러나 노인의 경우에는 최초의 증상이 가벼워도 차차 악화되기 때문에 결코 안심해서는 안 된다.

심근경색은 발작을 일으키고 나서 30분~1시간이 생사의 고비가 되기 때문에 흉통의 특징 등 심근경색의 위험신호에 관한 정확한 지식을 갖는 것이 중요하며 발병의 증상을 환자 자신이 빨리 알아내는 것이 심근경색으로 인한 사망을 방지하는 데 무엇보다 중요하다.

바늘로 찌르는 듯한 예리한 흉통은 다른 병?

흉통은 심장병으로만 일어나는 것은 아니다. 심장병 이외에도 가슴의 통증을 수반하는 병은 여러 가지가 있다.

갑자기 가슴 어딘가가 아픈 병으로 가장 일반적인 것은 늑골 옆으로 통증이 오는 늑간신경통이다. 그 이외에 대상포진, 횡격막 헤르니아, 등뼈의 통증이나 단순한 근육통에서도 일어나는 일이 있다. 이러한 통증은 장소가 일정하여 거기를 압박하면 아프기 때문에 쉽게 판별할 수 있다. 또 폐렴이나 기관지염, 폐암, 폐경색, 늑막염 등에서도 기침과 함께 통증이 일어나는 경우도 있고 늑막염은 심호흡을 해도 아프다. 심장신경증인 경우에도 심장 자체에는 아무런 기질적 질환이 없기 때문에 정신적 요인 때문에 흉통이 일어나는 일도 있다.

어쨌든 이러한 병으로 일어나는 통증은 순간적으로 통증이 오거나 표면이 욱신욱신 쑤시거나 한 곳에서만 통증이 오는 등 소위 예리한 통증으로, 협심증이나 심근경색의 조이는 것 같은 강렬한 흉통과는 조금 성질이 다르다.

가슴이 크게 뛰는 증상은 왜 일어나는가

좋아하는 사람을 만난다든가 무서운 영화를 본다든가 갑자기 놀란다든가 하면 가슴이 두근두근 뛰는 것을 느낀다. 이것이 심계항진(palpitation)이다. 심장에 있는 자연 페이스메이커인 동결절에서 전기적인 자극이 심장 전체에 전해져 심장의 근육을 수축시키며 혈액을 전신에 보낸다. 이때 심장의 수축을 심계항진으로 느끼게 되는 것이다.

건강한 사람이라도 격렬한 운동을 하거나 어떤 정신적인 쇼크를 받았을 때 심계항진이 심해진다. 또 심장의 박동은 빠르지도 강하지도 않지만, 안정되어 있을 때나 자리에 누워 있을 때, 잠이 오지 않을 때 두근두근 귀에도 들릴 정도로 맥박이 뛰는 것을 느낄 때가 있다. 이런 경우에도 일이나 취미에 열중해 있는 낮에 아무 일도 없으면 내버려 두어도 걱정은 없다. 이와 같은 심계항진은 특별히 이상이라고는 할 수 없는데 이것은 누구에게라도 일어날 수 있기 때문이다.

그런데 약간 빨리 걷는 것만으로 심계항진이 있거나 계단을 4, 5개 오르는 것만으로 심계항진이 있다면 이것은 심장병의 초기증상으로 보는 것이 좋다. 심장병 환자가 호소하는 증상 중에서 가장 많은 것은 이 심계항진이다. 심계항진이라고 호소하며 병원에 오는 사람 중에서 실제로 심장병 혹은 혈관에 이상이 있는 사람은 약 30% 정도라고 하는 보고도 있을 정도이다.

심장 페이스메이커(동결절)에서 나오는 전기적인 자극은 통상 1분에 60~80회이다. 그러나 운동이나 흥분, 발열, 음주 등에 의해서 1분에 100~150회로 빨라지는 일이 있다. 이것을 동성빈맥(洞性頻脈)이라고 하며 이 경우 맥박수는 많지만 맥에 이상은 없다.

그런데 자극을 보내는 중추의 힘이 약해지면 본래 자극을 내보내는 곳(동결절, 페이스메이커)이 아닌 곳에서 갑자기 지령을 발생하게 된다. 보통 맥박과 맥박 사이에 이상한 맥이 발견된다.

이때 심계항진이 강해지거나 맥이 빨라지는 것만이 아니고 맥이나 심장의 고동이 불규칙적으로 뛰거나 또 극히 맥이 늦어지는 일도 있다. 이같은 부정맥에서도 심계항진을 느낀다.

만약 심장판막증이나 심근경색 등의 심장병이 있어 부정맥이 일어난 경우에는 증상이 악화하여 위험한 상태가 되는 것도 생각할 수 있다. 특히 급성 심근경색의 경우에는 부정맥이 뚜렷해지며 나아가서는 심실세동이 되어 심장의 근육이 가늘어져 경련하는 일도 있다. 이렇게 되면 심장은 전체로서 규칙적 수축이 되지 않기 때문에 펌프 작용도 할 수 없게 되고 혈액을 내보내는 힘을 잃어 정지한 것과 똑같은 상태가 된다.

그런데 심계항진 때문에 병원에 가는 사람이 의외로 많은 것이 심장신경증이다. 심장은 이상한 곳이 없는데 심장병 증상을 여러 가지로 호소하는 사람들이 있다. 이것은 젊은 남성이나 중년 여성에 비교적 많은 질병이다. 실제의 맥은 정상임에도 불구하고 심계항진을 심하게 느껴 지나치게 걱정한 나머지 속이 이상해지는 경우도 있다. 낮에 활동하고 있을 때보다 자고 있을 때나 안정상태에서 일어나기 쉬우며 부정맥에 너무 신경쓴 탓으로 불안해지고 수면을 취하지 못하는 일도 가끔 있다. 때로는 심장에 통증이 있어 협심증으로 잘못 아는 일도 많다. 언제나 피로감이 있어 두통, 현기증, 귀 울음 등의 증세를 동반하는 일도 있다. 심장병이라기보다 마음의 병이기 때문에 심전도 등의 검사로 충분히 확인하여 상태를 바로 알면 본인도 안심하고 증상도 차차 없어진다.

또 심장병이 있는 사람이라도 복용하고 있는 약의 부작용으로 심계항진이 심해지는 일이 있지만 심전도를 비롯하여 신중한 검사를 하여 심장에 이상이 없으면 대부분의 경우 걱정할 필요는 없다.

즉 심계항진은 심장병에 국한된 증상이 아니고 바세도우병이나 고혈압, 빈혈, 만성기관지염 등의 호흡기 질병에서도 일어나는 일도 있다. 특히 폐기종에서는 심전도에 이상이 보이며 심장병 증상이 보이는 경우도 있다.

이와 같은 심장병에서 심계항진이 심해지는 원인에는 부정맥인 경우가 많지만, 단지 부정맥뿐이고 심장 자체에 이상이 없는 것, 또 때때로 힘이 빠지는 정도의 무해한 것(산발성 기외수축)도 있기 때문에 너무 걱정하지 말고 전문의가 있는 병원에서 자세하게 검사를 받는 것이 좋다.

실신형 현기증은 적신호

건강한 사람이라도 차멀미를 하거나 술을 너무 많이 마시거나 혹은 몸을 회전시키면 현기증을 느낀다. 현기증이란 한마디로 말하면 몸의 평형감각을 유지하는 작용이 나쁘기 때문에 일어나는 '불쾌감'이지만, 병으로 인한 현기증에는 몇 가지 형태가 있다.

하나는 천장이나 마루가 빙글빙글 도는 기분이 드는 '회전형의 현기증'이다. 대부분은 귓속이나 귓속과 관계가 깊은 뇌간부, 소뇌 등의 장해로 일어난다. 예를 들면 메니에르병증후군이나 뇌에 일시적으로 혈류가 나빠지는 뇌동맥부전 등이다.

또 무언가 푸우푸우 하는 것 같은 '동요형의 현기증'의 대부분은 혈압이 변동하고 있을 때, 특히 갑자기 혈압이 내려갔을 때 생긴다. 평소에 저혈압인 사람이나 자율신경실조증, 갱년기 장애 등으로 혈압조절이 잘 안 되는 사람에게서 잘 일어난다. 그밖에 머리가 아찔해지는 '실신형의 현기증'도 있지만 이것은 소위 기립성 저혈압에 의한 뇌의 혈류 저하에 의한 현기증이나 과로 등으로 일어나는 일도 있다.

그런데 심장병에 의한 현기증은 갑자기 오는 실신형으로 부정맥에 의한 것이 많고 대표적인 것이 아담스-스토크스 증후군 (Adams-stokes syndrome)이다. 이 질병은 심장에서 뇌로 가는 혈류량이 부정맥 때문에 갑자기 감소하거나 혹은 정지했을 때 일어나며 가벼운 증상으로는 머리가 어지럽거나 눈앞이 잠시 캄캄해지며 증상이 심하면 실신하거나 때로는 경련, 발작을 일으키기도 한다.

심장에는 일정 간격으로 약한 전기를 자동적으로 보내는 동결절이 있고, 이 전기적 자극을 신경과 같은 특수한 심근섬유를 통해 심장 전체의 근육에 전달하여 근육을 수축시켜 심장의 펌프작용을 일으키는 자극전도계가 있다.

그런데 무언가 잘못되어 이 길(자극전도계)이 차단되는 일이 있다. 그렇게 되면 전신에 혈액을 보내는 펌프작용이 멈추어 버린다. 대부분의 경우 중단된 곳의 바로 밑에서 임시로 자극이 나온다. 마치 전차의 탈선사고 때에 반대쪽으로 운전하는 것과

같다. 그리고 빨리 대응하지 않으면 심장의 작동이 멈추어 버린
다. 이 경우 심장이 정지하고 있는 사이에는 당연히 혈액 박출
이 이루어지지 않아 뇌의 혈류도 끊어져 실신하거나 경련발작을
일으킨다.

한편 반대로 맥박이 200 혹은 그 이상으로 굉장히 빨라지고
불규칙해져 심장에서 혈액을 충분히 내보내지 못하는 빈맥성 부
정맥의 경우에도 뇌에 혈액이 충분히 가지 않아 현기증이나 실
신을 일으키게 된다.

이처럼 증상은 같아도 그 원인이 서맥성 부정맥에 의한 경우
와 빈맥성 부정맥에 의한 경우의 두 종류가 있다.

서맥성인 것에는 완전 방실 블록, 동정지, 동방 블록 등을 생
각할 수 있다. 완전 방실 블록이란 것은 페이스메이커인 동결절
에서 나온 전기자극이 자극전도계의 방실결절(심실과 심방 사이
에 있다) 부근에서 중단되어 심실근까지 전기자극이 도달하지
않은 상태를 말한다. 또 동정지, 동성서맥, 동방 블록은 지령을
내는 통제센터의 힘이 약해지거나 차단되어 극단적으로 자극이
지연되거나 정지한 상태이다.

한편 빈맥성인 것에는 심실빈맥, 심실세동 등이 있다. 심실빈
맥은 심실에서 이상자극이 극단적으로 빈번하게 발생하기 때문
에 1회에 충분한 혈액을 내보낼 수 없고 심실은 거의 빈 상태가
된다. 더욱이 심실세동이 되면 심근이 가볍게 경련을 일으킬 뿐
이고, 심장 전체의 통일된 수축이 없이 심장에서 혈액은 박출되
지 않고 심장은 정지한 것과 같은 상태가 된다. 급성 심근경색

에서는 가끔 심실세동으로 죽게 된다. 이것은 심근경색에 의한 돌연사의 가장 큰 원인의 하나이다. 이 경우 10초 이내에 의식을 잃어, 수분 이내 소생시키지 않으면 나중에는 심장이 박동해도 뇌의 장애 때문에 식물인간이 되어 버리는 일이 많다.

무엇보다도 심장병에 의한 실신형 현기증은 아무런 예고 없이 어느날 갑자기 일어나는 일도 많고 극히 위험하므로 세심한 주의가 필요하다.

숨이 차다

건강한 사람이라도 조깅이나 테니스 같은 격렬한 운동을 하거나 급히 언덕길을 뛰어 올라가면 숨이 차거나 호흡이 점점 빨라진다. 이것은 운동 때문에 몸의 각 조직이 산소를 보다 많이 필요로 하고 있기 때문에 산소의 수요가 늘면 심장은 보다 많은 수축을 반복하여 혈액 공급량을 늘리고 신선한 산소를 몸 전체에 빠르게 운반하려고 한다. 이처럼 운동량이 증가함에 따라 호흡은 더욱 빨라진다.

그런데 약간 달리기만 해도 호흡이 빨라지고 숨이 차 호흡곤란이 오는 일이 있다. 이렇게 되면 먼저 심장병을 의심할 필요가 있다. 선천성 심장병을 앓는 이들도 조금만 뛰면 곧 주저앉아 버리는 것이 특징이다. 이것은 힘이 들어 주저앉는 것이다. 물론 기관지염이나 저혈압, 빈혈인 경우에도 숨이 차거나 호흡곤란이 되는 일이 있지만, 심장병으로 숨이 차거나 호흡곤란이 생기면 심부전 상태를 의미한다.

심장의 근육은 쉬지 않고 펌프작용을 반복하며 전신에 혈액을 보내고 있지만 심장의 어딘가에 장해가 생기면 심장 전체의 기능이 떨어지고 필요한 혈액을 충분히 보낼 수 없다. 이 상태를 일반적으로 심부전이라고 한다. 즉 심장의 역할이 불완전하여 몸의 조직에 혈액이 잘 공급되지 않으면 산소 공급도 불충분하게 되고, 그 때문에 심장은 더욱 산소를 보급하려고 맥박수가 증가하며 호흡도 빨라진다. 그 결과 자각적으로는 숨이 차고 심장에는 더욱 부담이 되는 악순환이 생기게 된다.

판막증, 심근경색, 심근증 등의 심장병이 악화되어 심부전이 되는 경우는 상당히 증상이 진행된 위험한 상태에 있다고 할 수 있다.

중증 심부전에서는 수면 중에 갑자기 호흡곤란이 되고 숨이 차 고통스러운 경우가 있다. 이것을 발작성 야간 호흡곤란이라고 하고 휴우휴우, 쌕쌕 하는 고통스런 호흡이 천식과 비슷하기 때문에 심장성 천식이라고도 한다.

빨리 걷거나 계단을 오르내릴 때 숨이 차거나 호흡곤란이 있어도 그것이 가벼운 경우 운동부족이나 나이 탓으로 돌리지만 이 두 가지 증상이 심장병의 전조증상이 되는 경우도 있다. 적어도 40세가 지나서 이상하게 숨을 헐떡이거나 호흡곤란을 느끼면 일단 심장 전문의에게 가서 진단을 받을 필요가 있다.

부종과 비만은 다르다

최근에 갑자기 체중이 늘었기 때문에 너무 살쪘다고 생각하는 경우가 있는데 실은 부종(몸이 부어오름)인 경우가 많다. 비만과 부종이 다른 것은 당연하지만 간단히 말하면 비만은 지방이 축적된 상태이고, 부종은 일반적으로 심장이나 신장 기능이 떨어져 신체 조직 사이에 필요 이상으로 많은 물이 고인 상태를 말한다.

얼굴이나 손, 발이 붓기도 하고 정강이를 손끝으로 눌러서 피부가 들어가 쉽게 원래의 상태로 돌아오지 않으면 부종이 있는 증거이다. 부종도 심장병의 중요한 증상의 하나이고, 특히 심부전을 나타내는 증상으로 중요하다.

또 부종은 신장기능 저하 이외에 갑상선기능 저하, 영양실조 등에서도 일어난다. 또 특발성 부종이라고 하여 월경 전후의 여성에서 보이는 부종은 병적인 것은 아니므로 크게 걱정할 필요는 없다. 이것은 자율신경의 조절이상 때문에 일어난다.

심장병이 원인인 부종은 심장판막증, 선천성 심장병, 심장심근염, 심근경색, 심근증 등의 증세가 악화되었을 때 일어난다. 특히 심부전의 상태에서 부종이 생기면 병세가 상당히 진행되고 있다고 생각해도 좋다.

심부전이 되면 소변 양이 감소하고 수분이 배설되지 않아 체내에 고인다. 그 결과, 혈액순환 중의 수분이 증가하고 혈압도 상승한다. 혈관 내의 수분은 혈관 내막에서 간질조직(間質組織) 안으로 스며나와 피하조직에 고인다. 이것이 부종의 메커니즘이다.

심부전으로 병상에 누워 있는 사람은 먼저 등이나 허리에 부종증세가 나타나며 악화됨에 따라 전신으로 퍼져 나간다. 부종과 함께 정맥혈의 울혈도 생기고 간장이 붇거나 가슴에 물이 고이며 때로는 복수가 고일 때도 있다. 또 부종이 오래 계속되면 피부의 기능이 떨어지고 감염증이 되기 쉬운 것도 특징의 하나이다.

부종이 있을 때에는 소변의 양이 줄어 체중이 증가한다. 따라서 부종의 정도를 객관적으로 아는 데에는 매일 소변의 양과 체중을 측정하여 그 변화를 보는 것이 가장 좋은 방법이라고 할 수 있다. 심장병의 경우 체중의 변화도 중요한 특징의 하나이다.

9. 심장병은 이렇게 방지한다
—심장의 위험인자

이런 경우가 위험하다

협심증이나 심근경색 등의 허혈성심질환이 관상동맥경화가 원인이 되어 일어난다는 것은 앞에서 설명하였다. 이 관상동맥경화를 일으키는 요인으로는 고콜레스테롤혈증, 고혈압, 흡연 등 여러 가지가 있고 이러한 것들이 서로 연관되어 동맥경화를 일으킨다고 한다. 그리고 이러한 것들을 위험인자(risk factor)라고 한다.

위험인자라는 것은, 즉 이러한 요소가 있으면 동맥경화가 될 확률이 높고 허혈성심질환을 일으키는 주요한 원인을 말한다. 이 위험인자 중에는 유전, 성별, 연령 등 자신의 의지로는 어떻게 할 수 없는 것들이 있는가 하면 조심하면 되는 것도 있다. 어쨌든 이 위험인자를 하나라도 줄이는 것이 허혈성심질환 예방에 아주 중요하다.

그럼 어떤 것이 위험인자일까. 주요한 것은 다음과 같다.

①고콜레스테롤혈증 ②고혈압 ③흡연 ④당뇨병 ⑤고뇨산혈증 ⑥비만 ⑦스트레스 ⑧유전 ⑨남성 ⑩고령자

이상이 일반적으로 말하고 있는 위험인자들이다.

이 중에서도 ①부터 ③은 3대 위험인자로서 이 모든 것에 해당하는 사람은 허혈성심질환이 될 확률이 그렇지 않은 사람보다 매우 높다고 한다. 또 ⑧부터 ⑩까지는 자신의 의지로 어떻게 할 수 없는 것으로 도저히 피할 수 없기 때문에 허혈성심질환으로부터 몸을 지키기 위해서는 자신의 의지로 통제할 수 있는 앞의 7가지 인자를 어떻게 피하느냐가 중요하다.

역학조사의 결과로부터

콜레스테롤이 동맥경화를 일으키는 것은 1913년에 토끼를 사용한 실험으로 세계에서 처음으로 증명되었다. 그것은 토끼에게 콜레스테롤이 많은 먹이를 계속 준 결과, 혈중 콜레스테롤이 늘고 혈관을 적출해 검사한 결과 확실히 동맥경화가 생겼다고 한다.

임상적으로도 허혈성심질환자는 혈중 콜레스테롤값이 높다는 것은 옛날부터 알려져 있다. 이처럼 콜레스테롤과 동맥경화, 나아가서는 허혈성심질환 등에 깊게 관련이 있다는 것은 현재 거의 상식으로 되어 있다.

이것을 뒷받침하는 역학적인 연구도 수없이 이루어졌고 그 중에서도 가장 유명한 것은 미국 뉴 잉글랜드주의 후라밍검이라는 마을에서 실시된 30세부터 59세까지의 남녀 6,500명의 주민을 대상으로 한 조사이다.

이 연구방법은 그 지역주민을 대상으로 여러 가지 조사를 실시하여 병의 유무를 알아보고 그 후에 이 주민을 5년, 10년, 20년 단위로 장기간에 걸쳐 추적 조사해 간다. 그러다 보면 이 중에서 협심증이나 심근경색을 일으켜 사망하는 사람이 나올 것이다. 이렇게 발견된 허혈성심질환 환자가 다른 사람과 비교하여 최초로 어떤 위험인자를 가지고 있는가를 조사 및 통계처리하여 허혈성심질환의 위험인자를 명확히 밝혀 나가는, 상당히 근거가 있는 연구였다.

연구 결과 분명한 위험인자로서는 앞에서 설명한 것들이 포함

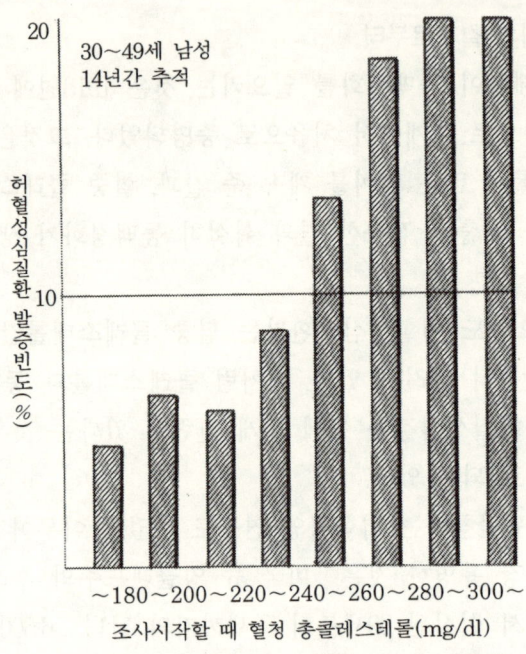

30～49세 남성
14년간 추적

허혈성심질환 발증빈도(%)

20

10

~180~200~220~240~260~280~300~

조사시작할 때 혈청 총콜레스테롤(mg/dl)

〈그림 9-1〉혈청 총콜레스테롤과 허혈성심질환
발증빈도의 관계(후라밍검 연구)

되며 그 중의 하나인 콜레스테롤에 대해서는 그림처럼 그 증가
에 따라 허혈성심질환의 발생이 거의 직선적으로 증가하였다.
또 혈중 콜레스테롤값이 혈청 100ml당 265mg 이상인 사람들은
220mg 이하인 사람들에 비하여 허혈성심질환에 대한 위험도가
남성은 2.5배, 여성은 1.5배 높았다고 보고하였다.

　미국심장협회에서는 이 후라밍검 연구를 비롯하여 그밖의 대
규모적인 역학조사를 정리하여 보고하였다. 이것에 의하면 혈청

100ml 속에 200mg을 기준으로 하여 220, 240, 260, 280과 같이 콜레스테롤이 증가함에 따라 허혈성심질환 발생률이 확실히 상승하였다고 한다. 그러나 200mg 이하인 경우에는 별로 차이가 없었다고 한다. 이처럼 콜레스테롤값이 높으면 허혈성심질환이 될 위험률도 높아진다는 것이다(그림 9-1).

그럼 콜레스테롤이 어떻게 해서 허혈성심질환을 일으키는 것일까.

콜레스테롤은 동맥경화의 원흉으로 알려져 있어 좋지 않은 물질로 취급되고 있지만 실은 우리 몸에 있어 대단히 중요한 역할을 하고 있다. 첫째로 세포막을 구성하고 그 강도를 지탱하는 데 없어서는 안되는 것이며, 둘째로 지방의 흡수를 돕는 담즙이나 칼슘의 흡수, 뼈에 침착을 가져 오는 비타민 D나 몸의 윤활유인 호르몬의 재료가 되기도 한다.

콜레스테롤이 하는 역할

그럼 왜 이같이 중요한 역할을 하는 콜레스테롤을 싫어하는 것일까. 그 전에 먼저 콜레스테롤의 정체에 대해 알아보기로 하자. 콜레스테롤은 혈액 속에서 동료인 중성지방, 인지질 등과 함께 모두 아포단백질이라고 불리는 단백질에 붙어 있다. 이것을 리포단백질이라고 한다. 이 리포단백질에는 여러 가지 종류가 있고 보통 비중에 따라 가벼운 순으로 카이로미크론, VLDL(초저비중리포단백질), LDL(저비중리포단백질), HDL(고비중리포단백질)로 분류된다.

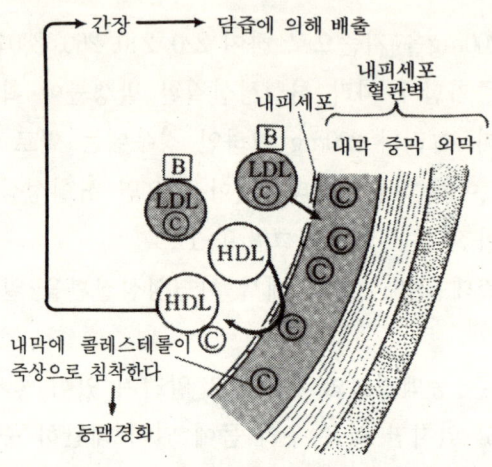

＜그림9-2＞ 동맥경화와 혈중 콜레스테롤의 관계.
ⓒ는 콜레스테롤, Ⓑ는 아포단백질 B

　이 중에서 주로 콜레스테롤을 운반하고 신체 각 부위로 나르
는 역할을 하고 있는 것이 LDL이다. 세포 안에서 콜레스테롤이
필요해졌을 때 세포 안에서도 어느 정도는 만들어지나 주로 혈
액 속을 흐르고 있는 LDL이 세포막 위에 있는 LDL수용체라고
하는 곳을 지나 콜레스테롤을 세포 안으로 운반해 간다.
　LDL수용체라고 하는 것은 리포단백질 중에서도 LDL만을 통
과시키는 말하자면 관문과 같은 곳으로, 이 관문에서 LDL을 확
인하기 위해서는 통행증이 필요하다. 이 통행증에 해당하는 것
이 LDL 속에 있는 아포단백질 B라고 불리는 단백질이다. 관문
의 수는 세포 내의 콜레스테롤의 필요도에 따라 증감하고 콜레
스테롤의 운반역인 LDL이 통하는 장치로 되어 있다. 즉 수요와

공급을 유지하고 있는 것이다(그림 9-2).

그런데 혈액 속에 LDL이 이상하게 증가하면 많은 LDL은 관문의 통과를 기다리게 된다. 통행허가가 나지 않은 LDL은 변성되고 그 사이에 통행증인 아포단백질 B에 나쁜 물질이 부착하여 통관절차를 나쁘게 한다. 이렇게 되면 겨우 차례가 와도 통행은 허가되지 않고 증가한 LDL은 점점 더럽혀져 변성 LDL이라고 하는 게릴라 부대로 변모된다.

이 변성된 LDL은 혈관내막의 표면을 덮는 내피세포의 간격을 통해 조금씩 혈관내막으로 스며들어간다. 그러면 혈액 안으로부터 마크로파지(탐식세포)가 진출하여 변성 LDL을 먹기 시작한다. 이 현상을 탐식작용이라고 하는데 지나치게 잡아먹어 배가 파열하여 사망한다. 이렇게 되면 다른 마크로파지가 와서 안에 있는 LDL을 먹는다. 이 마크로파지도 지나치게 먹어 사망한다. 이것이 계속 반복된다. 또 평소에는 가만히 있던 혈관중막의 평활근세포까지 와서 변성 LDL을 잡아먹기 시작하여 마크로파지와 같은 운명을 걷는다. 마크로파지나 평활근세포가 죽은 후에도 콜레스테롤만은 혈관내막에 고인다. 이처럼 콜레스테롤이 혈관벽에 부착하여, 또 평활근세포의 증식에 따라 내막이 두꺼워지고 혈관내막은 좁고 가늘어진다. 이것이 일반적으로 말하는 동맥경화 형성이다(그림 9-2).

이와같이 콜레스테롤은 인체에 있어 중요한 역할을 하지만 지나치게 많으면 동맥경화를 일으키는 원흉이 된다. 보통 자주 말하는 나쁜 콜레스테롤은 이 LDL 콜레스테롤을 가리키며, 이것은 혈관에 고인다.

한편 혈관에 부착한 여분의 콜레스테롤을 벗겨 간장으로 가지고 가는 것이 HDL(고비중리포단백질)로서 소위 이 HDL을 혈관의 청소부라고 한다. LDL의 양이 혈청 100ml 속에 160mg 이하라면 걱정할 필요가 없다. 그 이상이 되면 나빠질 가능성이 있다.

한편 HDL 콜레스테롤은 혈청 100ml 중 40mg 이상이라면 정상이다. 일반적으로 콜레스테롤이라고 하면 총콜레스테롤값을 말하는데, 정상적인 값은 혈청 100ml 중 150~220ml로 이것을 넘는 경우를 고지혈증이라고 하며 동맥경화를 촉진시킨다고 한다. 그러나 다소 총콜레스테롤값이 높아도 HDL 콜레스테롤값이 높든가 LDL 콜레스테롤값이 낮은 경우에는 걱정할 필요는 없다.

고혈압도 위험하다

옛날부터 혈압이 높다, 낮다고 하는 표현을 자주 사용하는데 혈압이란 도대체 무엇인가. 혈압이 높다, 낮다는 것은 어떤 의미일까. 혈압이 높으면 왜 허혈성심질환이 될 위험성이 높을까. 여기에서는 이런 것에 대해 이야기하기로 하자.

먼저 일반적으로는 체내를 순환하고 있는 혈액의 혈관벽에 대한 압력을 혈압이라고 한다. 보통은 동맥의 압력을 가리키며 심장이 수축하여 혈액을 내보내는 순간이 혈관에 대한 압력이 가장 높다. 이것을 수축기(收縮期)의 혈압 즉 최대혈압이라고 하

며, 심장이 확장하여 혈액이 심실 안으로 들어갈 때는 혈관에
가장 압력이 걸리지 않는 때로서 이것을 확장기(擴張期)의 혈압
즉 최소혈압이라고 한다.

그런데 혈압이 높아지면 어떻게 되는 것일까. 혈관에 그만큼
강한 압력이 걸리고 혈액 속의 여러 가지 성분이 혈관에 침투되
기 쉬워진다. 또 동시에 혈관에도 그만큼 부담이 생기며 장해를
받기 쉽다.

혈관이 장해를 받으면 그 부위의 내피세포인 혈관을 안쪽에서
보호하는 표피가 떨어지기 때문에 비교적 적은 콜레스테롤이라
도 나쁜 영향을 충분히 미친다. 게다가 장해 받은 곳을 복귀하
기 위해 혈소판이라고 하는 혈구성분이 거기에 붙어 그 속에 포
함되어 있는 활성물질이 방출되기 때문에 혈관벽의 평활근세포
증식이 촉진된다. 이렇게 되면 당연히 혈관내부가 부어 소위 동
맥경화를 일으키게 된다.

동맥경화를 일으키면 혈관 내부가 좁아지고 그만큼 혈류가 나
빠져 혈관벽에 압력이 걸린다. 즉 혈압이 상승한다. 고혈압과
동맥경화는 악순환을 반복하는 것이 된다.

그럼 이 혈압이 어느 정도이면 고혈압으로 문제시되는 것일
까. 일반적으로는 WHO(세계보건기구)의 기준이 사용되고 있다.
그것에 의하면 수축기혈압(최대혈압)이 160mmHg 이상, 확장기
혈압이 95mmHg 이상인 경우를 고혈압이라 한다.

그러나 혈압은 쉽게 10~20 정도는 변한다. 그 때문에 가끔 혈
압을 측정하여 높은 수치가 나온다고 해도 그렇게 걱정할 필요

〈표 9-1〉 고혈압과 허혈성심질환 발증율의 차이

수축기혈압 mmHg	허혈성심질환 발생빈도
〈 120	100
120~139	233
140~159	282
160~179	392
179 〉	451

대상연령 30~59세. 관찰기관 10년

는 없다. 너무 걱정한 나머지 오히려 혈압을 상승시키는 요인이 되기도 한다. 그러나 혈압이 항상 높은 값을 나타내는 경우는 허혈성심질환이나 뇌혈관질환의 위험성이 꽤 높아진다.

표 9-1에서도 알 수 있듯이 수축기혈압이 120mmHg 이하인 사람에서 허혈성심질환 발병빈도를 100으로 하면 혈압이 높아짐에 따라 허혈성심질환의 발병빈도가 높아진다.

그럼 약으로 치료하면 허혈성심질환이 생기는 것을 막을 수 있는지의 가능성에 대해 학자들 사이에 많은 연구가 이루어지고 있다. 그러나 약제로 치료하여도 허혈성심질환의 발병률은 그다지 감소하지 않았다. 이것은 사용한 약이 혈압을 낮출 뿐 아니라 혈중지질대사에 나쁜 영향을 미쳐 고콜레스테롤, 저 HDL 등 허혈성심질환 이외의 위험인자를 증가시키기 때문이라고 해석하고 있다

최근에는 다른 약이 검토되고 있지만 혈중지질대사에 영향을 미치지 않는 약이라면 혈압을 낮추는 것에 따라 허혈성심질환을 얼마든지 막을 수 있다고 한다.

담배도 물론 좋지 않다

심장질환자는 물론이고 일반적으로 금연이 권장되고 있다. 그럼 담배는 심장병에 어떻게 나쁠까.

담배 속에 포함된 니코틴이 교감신경을 자극하여 일과성으로 혈

〈표 9 - 2〉 담배와 허혈성심질환 발생률의
관계 (The Pooling Project
Research Group, 1978)

흡연방법	허혈성심질환 발생률(대1,000)
비흡연자	58
엽권, 파이프	71
지권	
하루에 반 갑	104
하루에 한 갑	120
하루에 한 갑 이상	183

압이나 맥박수를 상승시킨다. 이 작용은 지속적인 것은 아니지만 담배피울 때마다 반복되기 때문에 고혈압에서 설명한 것처럼 혈관에 나쁜 영향을 미친다. 이 때문에 담배는 동맥경화를 촉진시킨다고 한다. 담배와 허혈성심질환의 관계에 대해서는 앞에서 나온 후라밍검의 연구를 비롯해 많은 보고가 있다. 이러한 것들에 의하면 심근경색의 발병률은 흡연자가 비흡연자에 비해 약 2.4배나 높았다고 한다.

또 담배 개피수가 늘어감에 따라 심근경색이 발생하는 빈도가 증가한다고 한다. 그럼 금연한 경우, 그 결과는 어떻게 될까. 금연하여 허혈성심질환의 발병률이 감소했다고 하는 보고는 많이 나와 있다. 과거 오랫동안 담배를 피웠던 경우에도 1년간 금연하면 허혈성심질환의 발병률, 급사율 모두 담배를 피우지 않았던 사람과 거의 차이가 없었다고 한다.

당뇨병이 왜 심장병과 관계가 있나

혈액 속에 포함되어 있는 포도당의 양(수치), 이것을 혈당치라고 하지만 건강한 사람인 경우 이 양은 하루에 대개 혈청 100ml당 80~100mg 범위 내에 있다. 그러나 식사, 과자, 케이크 류 등 소위 당질이 많은 것을 먹으면 일시적으로 140mg 정도까지 상승한다. 그러나 시간이 지남에 따라 차차 80mg까지 저하하여 수치는 떨어진다.

그런데 포도당은 우리 몸에 있어 중요한 에너지원으로, 신장은 이것을 오줌에서 재흡수하여 오줌으로 나가지 않도록 하는 역할을 한다. 그러나 혈당치가 160mg 이상이 되면, 신장은 이 재흡수의 한도범위를 넘기 때문에 그만큼 당이 소변으로 나간다. 이것이 당뇨병이다.

당뇨병에는 인슐린이라는, 췌장에서 만들어지는 호르몬이 관계하고 있는 것은 잘 알려져 있다. 인슐린은 혈액 속의 포도당을 세포 속에 밀어넣는 작용을 하는 호르몬인데 이 인슐린이 부족하면 혈액 속의 포도당이 많아져 혈당치가 높아져 소변으로 나간다.

또 당뇨병에서는 당대사가 장해받을 뿐 아니라 혈액 속의 콜레스테롤, 중성지방값이 높아지고 반대로 HDL 콜레스테롤은 낮아진다. 더욱이 고혈당이 지속되기 때문에 당이 LDL에 부착하여 게릴라 부대인 변성 LDL을 형성하여 여러 나쁜 영향을 미치면 지질대사에도 여러 장해가 생긴다. 후라밍검의 연구에서도 당뇨병환자의 관상동맥질환 발병률은 당뇨병이 아닌 사람에 비하여 2~3배나 높다고 하였다. 즉 그만큼 심장병에 걸릴 위험률이 높고 사망률도 높다고 경고하고 있다. 또 고혈압을 합병하고 있으면 보다 위험성이 높다고 하는 연구도 발표되고 있다.

이러한 이유 때문에 당뇨병은 동맥경화, 나아가서는 허혈성심질환을 일으키는 위험인자이다. 따라서 허혈성심질환의 예방을 위해서는 혈당치를 낮출 뿐 아니라 혈액 속의 지질도 고려할 필요가 있다.

고뇨산혈증

요산은 유전자 DNA의 재료가 되는 핵산의 최종산물이다. 이 핵산 생성이 늘거나 신장으로부터 배설이 감소하면 혈액 속에 요산이 고여 고뇨산혈증이 된다.

요산은 혈청에 매우 녹기 어렵고 혈청 100ml 중에 겨우 6.4mg밖에 녹지 않는다. 요산값이 높아 치료를 필요로 하는 값은 8.5mg 정도이지만 이 경우 혈청 속에 포함되어 있는 6.4mg과의 차이 2.1mg은 요산염의 형태로 남는다. 이 요산염이 조직에 축적되면 나빠지기 시작한다. 엄지발가락의 관절을 중심으로 한 골막낭(滑膜囊)에 요산염이 고이면 소위 통풍이 된다. 통풍(痛風)이란 이름은 바람에 조금만 닿으면 비명을 올릴 만큼 아픈 증상이 생긴다는 데에서 붙여진 것이다.

또 신장의 요세관에 요산염이 침착하는 것을 통풍신(痛風腎)이라고 하며 신장장해를 일으켜 많은 나쁜 증상이 생긴다. 그런데 요산염은 관상동맥에는 침착하지 않는 것일까. 전문가의 의

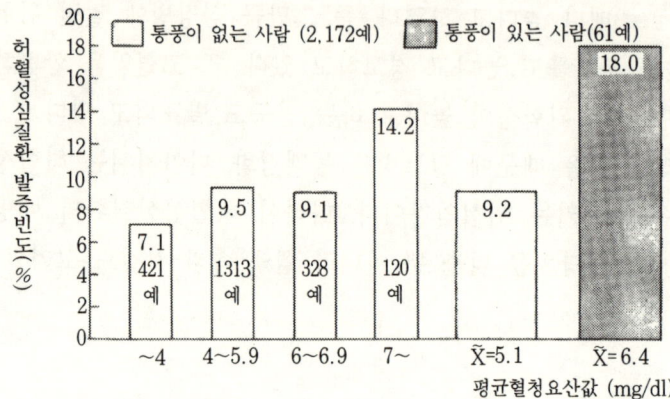

〈그림 9-3〉 통풍환자의 허혈성심질환의 발생률(후라밍검 연구)

견으로는 침착하지 않는다는 설이 유력하다. 그러나 고뇨산혈증
에서는 HDL이 낮고 지질대사 이상을 합병하는 일이 많다. 따라
서 허혈성심질환을 일으킬 위험성이 대단히 높다고 한다.

앞의 후라밍검 연구의 보고에서도 요산값이 높은 수치를 보이
는 등 허혈성심질환이 많다고 한다. 또 통풍환자의 경우 허혈성
심질환은 통풍이 아닌 사람에 비해 2배 높게 발생한다고 한다.
이처럼 고뇨산혈증 자체가 위험인자라는 결론은 나와 있지 않지
만 고뇨산혈증의 배경에는 여러 가지의 대사에 이상이 생기고
관상동맥질환이 어떤 형태로 나쁜 영향을 미치고 있는 것은 틀
림없는 사실이다(그림 9-3).

즉 당뇨병과 똑같이 허혈성심질환을 예방하기 위해서는 요산
값의 조절만이 아니라 혈중지질 등 그밖의 위험인자도 함께 주
의하는 것이 무엇보다 중요하다.

비만과 스트레스

비만도 동맥경화의 중요한 위험인자이다. 비만인 사람은 비만이 아닌 사람에 비하여 동맥경화성 질환의 사망률이 높다고 하는 보고는 지금까지도 많이 발표되고 있다. 그러나 비만 자체가 단독으로 위험인자라는 것에 대해서는 부정적인 의견도 있다. 비만의 요인은 체질적인 요소나 운동부족, 과식 등 여러 가지 요인이 서로 관련되어 있기 때문에 고콜레스테롤혈증, 고혈압, 고혈당 등을 합병하고 있는 일이 많다고 한다. 그리고 이 상승작용으로서 허혈성심질환의 위험성을 높인다고 한다. 무엇보다도 비만은 순환기계의 부담을 증가시켜 다른 위험인자와 함께 나쁜 영향을 미치고 있음에 틀림없다. 따라서 고도의 비만은 주의해야 한다.

정서적인 스트레스나 성격도 심근경색을 일으키는 원인이 된다고 한다. 이와 관련하여 자주 인용되는 것이 프리드먼 박사가 제창한 성격(행동 패턴)의 분류이다. 이것은 성격을 크게 A형(치밀하며 경쟁심이 강하고 이론적이며 공격적)과 B형(A형과는 대조적으로 태평하며 소극적)의 두 가지 형으로 나뉜다.

즉 A형은 대단히 스트레스를 받기 쉬운 성격으로 65세 이하인 사람의 심근경색환자 중에서 적어도 80%는 이 A형이 차지하고 있다고 한다. 즉 A형은 B형에 비하여 심근경색의 발병률이 굉장히 높다고 한다. 이 A형의 행동은 혈액 속에 포함되어 있는 콜레스테롤, 중성지방 등의 혈중지질이나 카테콜아민 등의 혈압이나 혈당을 상승시키는 호르몬 분비를 증가시킬 뿐 아니라 혈액응고나 적혈구의 응집에도 관계 있다고 생각하고 있다. 즉, A형인 사람에서는 스트레스 과잉이 관상동맥경화를 가져오고 심근경색을 일으키는 위험인자가 된다는 것이다. 동맥경화를 생각하여 스트레스에 빠지지 않도록 A형인 사람은 주의해야 한다.

심장병은 운동으로 예방할 수 있을까 - 운동과 심장

운동과 심장병을 말하는 경우, 일반적으로 "운동이 성인병으로서의 심장병을 예방하는가"라고 하는 뜻과 "성인병으로서 심장병을 가진 사람이 운동하면 좋은가"라는 2가지의 문제가 자주 논의되고 있다. 만약 운동이 심장병의 예방에 도움이 된다면 이미 걸린 심장병의 치료나 악화를 방지하는 데에도 당연히 도움이 된다고 생각할 수 있다. 그러나, 문제는 후자로서 환자인 경우에 운동한다고 해도 그 운동량과 운동빈도가 문제가 된다. 당연히 건강한 사람과 똑같은 강도의 운동은 피하여 가벼운 운동을 해야 할 것이다.

그런데 지금부터 27, 8년 전에 필자가 대학병원에 들어가 얼마 안 있어 담당했던 심장병환자가 퇴원하면서 이런 질문을 한 일이 있다.

"선생님, 퇴원 후에 어느 정도의 운동을 하면 좋을까요"

당시 나는 대부분의 의사가 이와 같은 질문을 받았을 때 말하는 것처럼 "그렇게 심하지 않은 가벼운 운동이라면 괜찮겠지요"라고 했다. 의미를 알듯 모를듯 애매모호한 대답에 내 자신이 무언가 저항감을 느꼈다. 그래서 그 당시에 하던 '마스터 2단계 테스트'라는, 2단의 계단을 오르락내리락하는 운동부하검사를 실시하였다. 그리고 이 환자의 맥박수와 심전도를 조사하여 보았다. 맥박수도 그렇게 많지 않고 심전도상에도 전혀 이상이 없었기 때문에 "이 정도의 맥박수에 상당하는 운동이라면 심전도에 아무런 변화도 나타나지 않기 때문에 걱정이 없습니다"라고 했다.

그런데 다음 주에 교수회진이 끝나고 이것을 보고하자 교수로부터 심하게 꾸중을 들었다. "운동부하검사는 숨겨진 심장병이 있는지 아닌지를 확인하기 위해 실시하는 것이므로, 심장병환자라는 것을 분명히 알고 있는 사람에게 할 필요는 없다. 게다가 대단히 위험하다"라고 힐책하셨다.

이후 10년 이상, 은사의 말씀대로 나는 심장병환자에게 운동부하검사를 절대로 실시하지 않았다. 그러나 내심으로는 운동부하검사는 필요하다는 신념은 버리지 않았다.

10. 심장을 검사한다

어떤 방법이 있나

심장병의 검사에는 어떤 것이 있을까. 또 어떤 검사를 하면 심장병인지 알 수 있을까.

여기에서는 일반병원에서 할 수 있는 검사법과 CCU시설(심장병 전문의 집중치료실)을 가지고 있는 순환기 전문병원에서 하는 최신 검사법 등에 대하여 설명하기로 하자.

절대로 빼놓을 수 없는 청진기

의사는 환자의 자각증상을 듣고 청진기를 가슴에 댄다. 그러면 여러 가지의 심장소리(心音)를 들을 수 있다. 이 심음은 심장박동에 따라 판의 개폐나 심실의 수축 등으로 생기는 혈류 변화에 따라 일어난다.

청진기를 대고 심음을 들으면 숙련된 의사는 판에 장해가 있는지 혹은 선천성질환인지 어느 정도의 진단은 가능하다. 예를 들면 판이 좁아져 충분히 열리지 않게 되면 혈액이 무리하게 여기를 통과하려고 흐름이 빨라진다. 반대로 판이 닫히지 않게 되면 혈액이 역류하여 와류(소용돌이)를 형성한다. 이렇게 되면 정상인에게는 들리지 않는 잡음의 특별한 심음이 들린다. 숙련된 의사는 잡음을 듣는 것만으로 장해 장소나 정도를 안다.

이처럼 청진기는 아주 간단한 도구이지만 심장 검사에 있어서 절대로 빼놓을 수 없는 것이다. 특히 판막증이나 선천성 심질환의 진단에는 불가결한 것이다.

심전도는 가장 일반적이면서 기본적인 검사법이다

심전도는 지금으로부터 100년 전인 1895년에 네델란드의 아인토벤(Einthoven)에 의해 만들어진 이래 오늘날 점차 그 이용가치가 높아지고 있다. 아인토벤은 그 후 1924년에 심전도 발명으로 노벨상을 수상하였다.

인간의 몸뿐 아니라 생체의 세포는 전기를 가지고 있다. 이 전기의 변화를 몸의 표면에 금속판(전극)을 붙여 끌어내 심장의 움직임(수축)과 함께 시시각각 변화하는 전위차를 시간경과에 따라 기록한 것이 심전도이다.

그럼 심전도로 무엇을 알 수 있을까.

첫째, 청진기로는 알 수 없는 심근허혈을 알 수 있다. 즉 협심증이나 심근경색의 진단은 심전도 없이는 불가능하다고 해도 과언이 아니다.

둘째, 부정맥의 분석이다. 맥을 보는 것만으로는 맥이 안 좋은 원인이나 성질을 알 수 없다. 심전도는 왜 맥이 좋지 않은가를 정확하게 진단해 주며 이것으로 확실한 진단과 치료가 결정된다.

이 두 가지 즉 심근허혈과 부정맥의 분석이 가장 중요하지만, 그밖에도 심전도는 심근의 비대를 나타내기도 하고 체내의 전해질(특히 칼륨이나 칼슘) 이상 등을 나타내는 경우도 있다. 또 약물에 의한 변화 등도 심전도로 알 수가 있다. 어쨌든 발명된 지 100년이 지난 지금도 심장검사의 가장 기본적인 도구라는 것은 이의가 없다.

운동부하검사

부하심전도검사(운동부하검사)란 운동이나 약물, 혹은 전기자
극 등으로 심장에 부하를 주어 안정시에 발견하지 못한 것을 심
전도로 찾아내는 검사방법이다. 일반적으로 부하검사 혹은 부하
심전도검사라고 하면 운동부하검사를 말하는 것으로 운동 방법
은 두 개의 계단을 오르락내리락하는 마스터 2단계 테스트나 특
수한 자전거의 페달을 밟는 자전거 에르고미터 테스트, 벨트콘
베이어 위를 걷거나 뛰는 트레드밀 테스트 등이다.

이러한 검사는 운동 중 심전도를 기록할 수 있는 장치가 있어
통상 단계적으로 운동부하량을 늘려 어느 정도의 운동에 견디는
가를 본다. 이 검사에 의해 심장의 운동능력을 알고 심기능의
상태를 판단할 수 있다. 또 안정시의 심전도로는 알 수 없는 숨
겨진 심근허혈을 발견할 수 있고 특히 노작협심증의 진단에는
빠뜨릴 수 없는 검사이다. 따라서 고령자나 이제부터 운동을 시
작하려는 사람은 반드시 받을 필요가 있는 검사이다.

또 운동부하에 의해 이상한 부정맥을 발견하는 일도 있다. 더
욱이 이 방법에 의해서 증상의 정도를 아는 것은 물론이고 치료
효과의 판정방법으로도 이용가치가 있다. 예를 들면 약 투여로
운동능력이 증가하고 심기능이 좋아진 것을 운동부하검사로 알
수 있다.

따라서 이 검사는 병이 어느 정도 악화되었는지 회복되었는지
증상의 경과를 아는 데 중요하다. 다만 부하의 정도가 너무 강
하거나 혹은 증상이 악화하고 있을 때는 위험이 따르기 때문에

이 검사는 훈련된 순환기 전문의가 하는 것이 바람직하다. 미국에서 이 검사 중 사망한 사람의 비율은 0.01~0.003%라고 한다. 즉 만 명 검사하여 1명, 혹은 10만 명에 3명의 비율이다. 이처럼 차이가 생기는 것은 검사 대상자의 병의 증상이 다르기 때문이다. 따라서 전문의가 신중하게 하면 위험성도 적고 안정시 심전도에 비해 상당히 효과적인 결과를 얻을 수 있다는 점에서 실시하는 것이 바람직하다. 협심증의 유무는 이 시험에 의해 50% 이상을 진단할 수 있고 잘 하면 70% 이상의 확률로 알 수 있다고 한다.

최근에는 심전도를 컴퓨터로 진단하는 방법이 행해지고 있다. 이 방법은 심전도의 데이터를 직접 컴퓨터에 입력시켜 진단하는 것으로, 일정한 진단은 가능하지만 원래 컴퓨터는 도형 인식이 잘 안 되기 때문에 최종적으로 전문의의 진단이 필요하다.

홀터의 심전도

협심증의 발작 중에 심전도를 찍어 보는 것은 어려운 점이 많다. 예를 들면 밤중에 심계항진이 있거나 일과중에 가슴이 아파 병원을 찾는 사람이 많지만 의사가 진찰하는 단계에서는 흉통의 발작이 멈추고 심전도상으로는 아무런 변화도 보이지 않는다. 이러한 일상생활에 있어서 언제 일어날지 모르는 심전도 변화를 알기 위해 장시간의 심전도를 기록하여 증상이 나타났을 때의 심전도를 알아보는 것이 홀터 심전도이다. 홀터(Holter)는 이 심전도 장치를 개발한 사람의 이름이다.

통상 심전도검사에서는 15~20초 정도의 짧은 시간밖에 기록하지 않는다. 즉, 맥박수가 15회에서 20회 정도밖에 기록되지 않는다. 그러나 건강한 성인의 하루 맥박수는 약 8만6천회에서 10만회 전후이다. 게다가 이 방대한 맥박수 중 언제 부정맥이 일어날지 모르고, 부정맥의 출현은 반드시 일정하지 않아 일어났다 안 일어났다 한다. 따라서 15~20회 정도의 심전도로는 정확한 진단을 내릴 수 없다. 그러나 24시간 심전도를 전부 테이프에 기록하는 홀터 심전도에서 1일 약 10만회의 심박수를 모두 확인하면 일과성의 부정맥 출현도 쉽게 알 수 있다. 또 만약 이 사이에 협심증의 흉통이 일어나면 이때 심전도 ST의 변화로서 쉽게 진단을 내릴 수 있다.

예를 들면 야간이나 운동 중에만 일어나는 신출귀몰한 부정맥에 대하여 정확하고 보다 상세한 데이터를 얻을 수 있다.

이 홀터 심전계의 본체는 헤드폰 스테레오 정도의 크기로 기구 내부에 자기 테이프가 내장되어 헤드폰 부위에 전극이 붙어 있는데, 이 전극을 가슴의 세 부위에 붙여 옷 사이로 코드를 밖으로 빼어 홀터 심전계의 본체에 연결시켜 본체를 벨트에 매어 허리에 묶든가 어깨에서 벨트로 내리도록 한다. 기록시간은 통상 1일(24시간)이다. 필요에 따라서는 2~3일에 걸쳐 기록하는 일도 있다.

뢴트겐검사
뢴트겐검사는 심전도 등과 함께 옛날부터 사용된 검사방법이다. 이것도 심장병을 진단하는 데 빼놓을 수 없는 검사이다. 이 검사로 무엇을 알 수 있을까. 이것으로 심장 크기 및 모양의 변화, 대동맥경화의 상태, 혹은 폐울혈이 있는지 등을 알 수 있다.

심장은 펌프작용을 하고 있어 부담이 걸리면 커진다. 따라서 크기는 심장에 부담이 걸리고 있는지 여부를 아는 데 도움이 된다. 또 심장병의 종류에 따라 각각 특징이 있는 모양을 나타내기 때문에 뢴트겐사진에서 심장의 음영으로부터 진단할 수 있는 심장병도 있다. 또 심부전이 일어나면 폐의 울혈상태가 생기기 때문에 심부전의 정도를 판단할 수도 있다.

그러나 심장의 우심실은 오른쪽 전방으로, 좌심실은 왼쪽 후방으로, 좌심방은 후방으로, 우심방은 오른쪽 전방으로 기울어져 꽤 복잡한 모양을 하고 있다. 이 때문에 일반적인 뢴트겐검사 (단순 뢴트겐검사)에서는 그림자모양으로밖에 비치지 않는다. 따라서 정면, 측면, 비스듬하게 좌우의 합계 4장의 사진을 찍음으로써 종합적인 판단을 하여 앞에서 설명한 진단이 가능해진다. 어쨌든간에 이 뢴트겐검사는 비교적 간단하고 게다가 비용을 많이 들이지 않고 할 수 있기 때문에 일반적으로 널리 이용하고 있는 검사방법이다.

초음파검사

심장의 초음파검사는 심에코라고도 한다. 이 검사는 초음파를 몸의 표면에서 자극하여 몸 안으로 삽입시켜 그 반사에 의해 체내의 모양을 화상에 비추어내는 검사법이다. 심장의 확대 정도나 심장벽의 두께, 움직임, 판이 움직이는 상태 등을 명확하게 함으로써 확실한 진단을 내릴 수 있다. 이 초음파는 물체 속을 관통하는 성질이 있어 밀도가 다른 물체에 닿으면 그 경계지점에서 반사하는 특성을 가지고 있다. 이 반사파를 이용하여 그 물체가 움직이는 상태를 보려고 하는 것이 이 검사이다.

이미 오래 전부터 물고기떼를 탐사하는 데 이용되어 왔고 의학분야에서는 소화기나 산부인과에서 태아의 진단 등에 널리 사용되고 있다. 종종 초음파는 인체에 해가 있는 것은 아닌가 하고 걱정하는 사람도 있지만 검사용의 초음파는 괜찮다고 한다.

초음파검사(심에코)는 심장 자체에 움직임이나 모양의 상태는 잘 알 수 있지만 관상동맥의 내부가 두꺼워졌는지 좁아졌는지의 진단은 곤란하다. 그러나 판막증, 심근증, 선천성심질환 등의 진단에는 굉장히 유효하다. 또 초음파검사에는 토플러법이라는 검사법이 있다. 이것은 혈액의 흐름이나 속도, 혈압의 변화 등을 몸의 표면에서 알 수 있다.

지금까지 설명한 검사는 대체로 어느 병원에서도 받을 수 있는 일반적인 검사법이다. 종래에는 심장을 진찰한다고 하면 먼저 청진기, 안정시 심전도검사, 흉부 뢴트겐검사를 기본적으로 하였다. 그러나 오늘날에는 이러한 세 가지의 기본적 감시 외에 운동부하검사, 홀터 심전도, 심장초음파(심에코)도 일반 심장검사에서 최소한의 필요 검사로 되어 있다.

심음도 검사

판막증이나 선천성심질환 등 심잡음이 진단의 근거가 되는 심장병에서는 심음이나 심잡음을 기계로 기록하는 경우가 있다. 이 경우 심음이나 심잡음의 시간적 관계(타이밍)를 아는 데 심음도는 유효하지만 잡음의 음색이나 성질 등은 숙련된 임상의사의 귀가 더욱 정확할 때가 있다. 아동을 검진하는 경우에는 그 검사목적이 판막증이나 선천성심질환을 발견하는 데 주안점을 두기 때문에 심전도나 심음도의 검사를 하는 경우가 많다.

혈관조영검사

혈관조영검사를 도관(catheter) 검사, 또는 혈관영화조영술(cineangiography)이라고 하는 경우도 있다. 이 검사는 팔이나 대퇴의 정맥이나 동맥에 길고 가늘며 부드러운 도관을 삽입하여 혈관을 통해 심장까지 주입시켜 여러 가지 검사를 하는 방법이다.

먼저 도관을 삽입하기 위해 그 삽입장소를 바늘로 찌르거나 메스로 약간 째기도 한다. 최근 검사용 도관은 직경 2~3mm, 길이 1m 정도의 아주 가는 것이 많고 어른의 경우에는 국소마취만으로 하는 것이 보통이다. 다음에 이 혈관을 통해 관의 앞쪽을 심장의 내부나 관상동맥의 입구까지 삽입한다. 그리고 가까운 부위에서 혈액을 채취하거나 심장의 내부압이나 혈관 내의 혈압을 직접 측정하기도 한다. 또 검사 때 조영제라고 하는 검사용 액을 관의 앞에서 흐르게 하여 혈액의 흐름을 뢴트겐으로 진단할 수 있다.

예를 들면 조영제를 관상동맥에 주입하면 관상동맥의 내강이 그림자와 같이 뢴트겐에 선명하게 비추어진다. 그리고 어디에 어느 정도의 협착이 있는지 또는 실제로 관상동맥의 연축상태를 정확하게 알 수 있다.

또 심실에 주입하면 심실 안이 선명하게 비추어진다. 이 상태를 한 장의 뢴트겐사진이 아니라 몇 장이라도 영화같이 연속하여 찍을 수 있다. 이것으로 관상동맥 질환에서 어느 곳이 어느 정도 좁아져 있는지 또 판막이 좁아진 장소나 역류, 심실의 수축상태 등 다른 뢴트겐검사나 초음파검사로는 알 수 없는 정보를 얻을 수 있다. 일본에서도 현재 심장 도관검사가 많이 실시되고 있다. 이것의 주 목적은 관상동맥을 진단하는 것이다. 전에는 이 검사를 받기 위해서는 입원이 필요하였다. 그런데 최근 구미국가, 특히 미국에서는 입원하지 않고 가볍게 외래에서 검사를 하는 병원이 많아지고 있다. 그 이유는 도관 재질이 한층 좋아졌기 때문이다. 지금까지 관은 직경 3mm 전후였지만 현재에는 직경 2mm 이하의 매우 가는 관이다. 그리고 미국인의 지혈시간이 매우 짧은 것도 하나의 이유이다.

그러나 무엇보다 가장 큰 이유는 일본에 비하여 입원비나 치료비가 매우 비싸다는 점이다. 이러한 여러 가지 이유에서 현재 미국에서는 당일검사가 성행하고 있다. 그러나 도관검사는 100% 안전한 것은 아니다. 어느 경우에도 신중하게 해야 한다. 가령 출혈이라도 있으면 큰일이기 때문이다. 따라서 안전성을 중요시하는 면에서 보험의료가 정비된 일본의 사회제도에서 보면 이후에도 당일검사는 그렇게 보급되지 않을 것이다.

조영제

혈관조영제도 최근에는 매우 좋은 약제가 개발되고 있다. 이전에는 몸에 부작용이 많았다. 극히 최근까지는 조영제를 주입하면 몸 안이 뜨거워지는 것이 대부분이었다. 그것이 최근에는 자극성이 적은 것으로 바뀌고 있다. 따라서 진료받는 사람의 부담이 적어지고 고통도 거의 없으며 안심하고 검사를 받을 수 있게 되었다. 그러나 그 중에는 알레르기 체질, 특히 기관지 천식 등이 있는 사람의 경우에는 호흡곤란 등의 위험이 따르는 경우도 있기 때문에 사전에 정밀한 병력조사와 검사를 할 필요가 있다.

DSA

조영제를 주입하면 혈관의 내부와 그 속을 흐르는 혈액 상태가 선명하게 뢴트겐화면에 나타난다. 그런데 잘못된 경우에는 혈액만이 아니라 다른 부분, 특히 흉골 등도 동시에 비추어진다. 즉 뢴트겐화면이 겹쳐져 비추어지는 것으로, 이것으로는 혈류상태를 잘 알 수 없다.

그리고 이 겹쳐진 부분을 수정하기 위해 개발한 것이 DSA (digital subtraction angiography)라는 검사법이다. 처음 혈관조영제를 주입하기 전의 화상을 컴퓨터에 기억시켜 두고 주입 후의 화상을 기억시킨다. 주입 전의 화상은 흉골 등이 선명하게 나타나지만 혈류 등은 나타나지 않는다. 그리고 혈류가 선명하게 비쳐지고 있는 화면과 흑백을 바꾸어 그 위에 화상을 겹쳐 불필요한 흉골 등의 영상을 제거하고 필요한 혈관의 영상을 선명하게 하는 획기적인 검사법이다. 이 방법에 의해 심근경색이나 판막증 등의 상태가 보다 선명하고 정확하게 알 수 있게 되고 현재 대학병원 등에서 널리 하고 있다. 최신 검사법이다.

혈관내시경

위 카메라의 직경은 대개 1cm 정도이다. 가늘고 긴 관은 유리섬유다발로 되어 있어 관 속은 영상을 보내는 장치 외에도 공기나 물이 지나는 장치 그리고 조명용의 빛이 지나는 장치, 생검감자(生檢柑子)라고 하는 세포나 이물 등을 집거나 잘라 채취하는 장치 등이 내장되어 있다.

그러나 이것으로는 너무 두꺼워 혈관에 삽입하는 것은 불가능하다. 그래서 최근에는 광섬유의 부분을 직경 1mm 이하로 하여 직접 관상동맥 속까지 들여다보는 검사방법이 순환기 전문병원 등에서 이루어지고 있다. 이 검사는 앞에서 설명한 도관을 관상동맥 입구 부근까지 근접시켜 그 도관 내부에 내시경(유리섬유)의 가는 관을 넣어 이 관을 관상동맥 내부에까지 삽입하여 직접 보는 방법이다.

단 이 검사는 혈관이 다치거나 막힐 위험성이 있어 너무 깊게 집어넣어서는 안된다. 그리고 관상동맥 내부는 혈액이 흐르고 있기 때문에 내시경을 넣어도 잘 보이지 않는다. 그래서 도관의 앞부분에서 물을 흐르게 하여 물의 힘으로 혈액을 일시적으로 밀어준다. 그러면 혈관 내부가 선명하게 보이지만 어려운 점은 물을 몇 번이나 내보내 검사하는 것은 혈류를 차단시키고 심근 허혈을 증가시키는 것이 되기 때문에 자주 해서는 안되고 그래서 반복하여 검사하는 것은 곤란하다.

그러나 이 검사법은 직접 관상동맥의 내부의 혈전 상태가 보이는 것이나 관상동맥 질환의 발생, 혹은 혈전용해요법 등의 치료효과가 잘 되었는지를 확인할 수 있어 획기적인 검사법으로서 주목받고 있다. 단 고도의 의료기술이 필요하기 때문에 현재 극히 한정된 일부의 전문병원에서만 실시하고 있다.

핵의학검사

핵의학검사라는 것은 의료용의 방사성물질을 혈관 내부에 주입하여 그 방사성물질을 몸 밖에서 계측하여 심장병을 진단하는 방법이다.

이 검사는 관상동맥의 혈류분포 상태를 한눈으로 알 수 있고 게다가 환자에게는 고통이나 통증의 부담도 없으며 뢴트겐검사나 초음파검사 등과 함께 널리 행해지고 있다.

핵의학검사법은 여러 가지 종류가 있지만 현재 가장 널리 사용되고 있는 심근 신티그래피에 대해 설명하기로 하자.

심근 신티그래피

사람의 세포 하나하나는 전기를 띤 이온수(Na, K, Mg 등) 속에 떠 있는 상태에서 존재하고 있다. 그리고 이러한 이온수는 끊임없이 세포막을 경계로 출입하고 있다. 출입할 때 전위차가 생겨 근육의 수축활동이 일어난다.

이 체내의 이온수와 같은 작용을 하는 방사성동위원소(현재 널리 이용하고 있는 것은 타륨 201이라고 하는 방사성물질)를 주입하여 검사하는 방법이 심근 신티그래피라고 하는 검사법이다. 예를 들면 타륨 201을 주입하면 이것이 관상동맥을 지나 심근에 모이는 성질이 있다. 그런데 심근경색 등으로 심근이 괴사하고 있는 경우에는 그 부위에 타륨 201이 모이지 않는다. 이 성질을 이용하여 심근 어디에 경색이 있는지, 혈관이 좁아졌기 때문에 어느 부분에 허혈이 일어났는지를 일목요연하게 계측할 수 있다.

심근에 혈류가 흐르는 상태를 아는 검사 중에서 현재 가장 뛰어난 검사법은 이 심근 신티그래피(scintigraphy)라고 한다. 이 심근 신티그래피를 이용하여 운동부하검사를 하는 경우도 있다. 예를 들면 관상동맥에 상당히 좁아진 곳이 있는 경우에도 안정하고 있으면 협심증은 일어나지 않고 심근 신티그래피로 검사해도 정상인 경우가 있다. 그러나 자전거에르고미터 등을 이용하여 심장에 부하를 준 상태에서 타륨 201을 주입하면 관상동맥이 좁아진 부분에서 하류(말초부)의 심근에는 타륨 201이 늦게 모인다. 이 모이는 상태에 따라 관상동맥협착에 의한 장해의 정도

를 진단할 수 있다. 주입하여 곧 모이는 부분은 정상인 심근이
지만 좀처럼 모이지 않는 부분은 이미 심근이 괴사한 것이다.

협심증의 검사에서 운동부하검사만으로는 관상동맥의 어느 부
분에 장해가 있는지 진단이 곤란하다. 그러나 이 운동부하검사
를 같이 하면 자세한 결과를 얻을 수 있다. 또 방사성물질의 종
류를 바꾸어 주입하면 심장의 움직임, 심근경색의 장소나 장해
의 정도 등을 정확하게 알 수 있다. 이 심근 신티그래피검사는
순환기내과가 있는 큰 병원이나 대학병원에는 대개 설치되어 있
어 간단히 검사받을 수 있다. 또 방사성물질의 부작용에 대해서
는 방사능의 체류기간(반감기)이 매우 짧기 때문에 걱정없다고
한다.

X선 CT(뢴트겐 컴퓨터단층법)

지금까지 뢴트겐촬영으로는 심장 전후와 측면밖에 비출 수 없
었다. 따라서 상이 겹쳐서 나타나는 등 선명함이 떨어졌다. 이것
을 해결한 것이 X선과 CT선이다.

X선 CT는 인체의 여러 각도에서 X선을 쬠으로써 인체를 반
지모양으로 나누어서 컴퓨터가 처리하여 영상으로 비쳐내는 검
사법이다. 즉 지금까지 뢴트겐사진은 앞이나 뒤에서의 평면상이
었던 것에 비하여 몸을 옆으로 나누어 체내의 상태를 한눈으로
알 수 있는 입체적 뢴트겐사진이다. 이 획기적인 방법에 의해
심방이나 심실 등의 확대한 상황이나 심장과 관련있는 여러 가
지 병변, 혹은 조영제를 주입하여 동맥류나 심장 내부의 혈전

등을 아는 데 매우 유효한 검사이다. 단 한 장의 화상을 비추는 데 많은 시간을 필요로 하지만 최근에는 고속 CT라고 하는 극히 짧은 시간에 화상을 처리하는 장치가 개발되어 현재 널리 이용되고 있다.

MRI(핵자기공명화상진단)

이 검사도 X선 CT와 같이 체내에 있는 장기의 단층사진을 찍는 검사법이다. 그러나 CT와 달리 뢴트겐사진이 아니라 체내에 포함되어 있는 일종의 원자 자기에 대한 공명을 이용하고 몸이 꼭맞게 들어가는 자석의 기구를 조작하여 기구 속에서 화상을 만드는 검사법이다.

이 검사는 심근경색이나 동맥류(動脈瘤)의 진단에 이용되어 인체 어느 방향에서도 화상이 찍힌다는 획기적인 것이다. 그러나 현재 아직 일부 병원에서밖에 이용하지 못하고 있다.

전기생리학적 검사

전극도관을 이용하여 심방이나 심실 내에 전기적 자극을 가한 다음 그 반응을 조사하거나 심장의 내부에서 직접 전위를 검출하여 부정맥의 진단이나 약제의 효과를 본다. 또 페이스메이커가 필요한지를 조사하는 검사방법이다. 최근에는 수술로 부정맥의 치료를 하는 경우도 있고 복잡한 부정맥의 진단을 하는 데 불가결한 검사이다. 그러나 유감인 것은 검사에 손이 많이 가고 시간이 걸려 얻은 데이터의 해석처리에는 많은 전문적인 지식이

요하기 때문에 아직 부정맥을 전문으로 연구하고 있어 극히
부의 한정된 병원에서밖에 하고 있지 않은 것이 현실이다.

11. 현재까지의 심장병 치료

CABG(coronary artery bypass graft : 관상동맥우회술)

충분히 약물치료를 하였음에도 불구하고 여전히 협심증의 발작이 자주 일어나는 경우가 있다. 또 동맥경화 때문에 관상동맥이 좁아진 것이 확실할 때는 외과치료가 필요해진다.

일반적으로 CABG 수술은 대퇴부의 정맥을 잘라 이 혈관에서 대동맥과 관상동맥경화로 인해 협착이 생긴 혈관의 말초부와 연결하는(우회술) 방법이다. 이렇게 해서 협착 말초부에 혈류가 나빠진 곳에 대동맥에서 직접 혈액을 보낼 수 있도록 되어 있다. 그러나 관상동맥에 여러 곳이 좁아진 경우에는 내흉동맥을 흉골 뒤쪽에서 분리하여 직접 관상동맥에 연결시키는 방법도 있다.

CABG 수술의 순서를 간단히 설명하면 먼저 전신마취를 하여 대퇴부에서 우회술용으로 사용하는 정맥을 잘라내고 흉부를 절개하여 심장을 꺼낸다. 그리고 인공심폐장치에 접속한다. 그리고 심장에 특수한 심정제액을 관류시켜 심장의 움직임을 정지시킨다. 거기에 우회술로 봉합하는 부분의 관상동맥 일부를 벗겨 대퇴부에서 잘라낸 정맥을 좁아진 말초부분에서 대동맥에 연결시킨다. 그 다음 심장을 박동시켜 흉부를 닫아 수술을 완료한다.

그런데 이 수술의 성공률은 얼마나 되는가 하고 불안하게 생각하는데, 일본의 어느 임상보고에 의하면 수술 후 34일 이내의 사망률은 6.8%로 극히 낮은 수준이다. 현재 CABG 수술의 기술은 크게 발전하여 이 수술로 사망하는 사람은 극히 적어 안전한 수술이 되었다. 그러나 증상에 따라서는 예기치 못한 일이 갑자기 일어나는 일도 있어 결코 방심해서는 안된다.

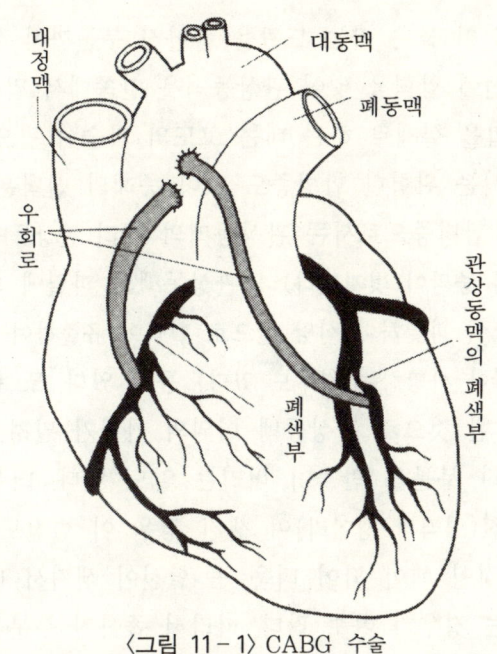

대정맥

대동맥

폐동맥

우회로

관상동맥의 폐색부

폐색부

〈그림 11-1〉 CABG 수술

경피적 관상동맥형성술(PTCA)

PTCA는 앞에 풍선이 붙어 있는 가는 도관을 관상동맥의 좁은 부분에 삽입하여 풍선을 불려 좁아진 부분을 밀어 넓히는 치료법이다. 이 치료법의 기술 자체는 관상동맥의 조영법과 같지만 문제는 그 적응의 판단이나 풍선을 어느 정도 부풀릴 것인가의 판단이 어렵고, 많은 경험과 고도의 의료기술이 필요하다는 것이다.

가장 먼저 관상동맥 조영을 하여 관상동맥의 좁아진 부분이나 정도를 조사한다. 다음으로 이중구조로 된 두꺼운 도관을 통해 속으로 풍선이 붙은 가는 도관을 좁아진 부분까지 삽입한다. 여기에서 풍선에 압력을 넣어 관상동맥을 안쪽에서 밀어 넓힌다.

이 치료법을 실제로 하는 데는 고도의 기술이 필요하고 또 환자에 따라서는 위험한 합병증도 있어 증례의 선택은 매우 신중해야 한다. 합병증으로서는 관상동맥의 해리(관상동맥에 끈이 들어가 내막과 중막이 벗겨진다)나 관상동맥의 파열에 의한 심장압전(관상동맥이 파열하여 심낭 안으로 혈액이 유출하여 심장의 움직임이 제한받아 사망하는 경우도 있다) 등이 있다. 또 좁아진 부분을 밀어 넓힌 것으로 관상동맥 이외의 가지가 밀려 찌부러지고 다시 좁아진 부분을 만들어 버리는 일도 있다. 더욱이 좁아진 부분에 혈전(혈액의 덩어리)이 생긴 경우 이 혈전도 함께 밀어 넓혀져, 그것이 핵이 되어 더욱 큰 혈전이 생겨서 다시 좁아지거나 막히는 경우가 아주 많다. 따라서 좁아진 부분 가까이에서 다른 가지가 나와 있지 않은지 혈전이 있는지 주의깊게 관찰할 필요가 있다.

PTCA는 실시하는 시간에 따라 긴급 PTCA와 실시를 잠깐 기다리는 대기적 PTCA 등이 있다. 긴급 PTCA는 급성 심근경색이 일어난 직후 바로 실시하는 것이고, 대기적 PTCA는 급성 심근경색의 급성기를 지났다든가 또는 협심증이 안정된 상태가 됐을 때 하는 것이다.

다시 말해서 재협착은 긴급 PTCA에선 약 60%, 대기적 PTCA에서는 약 30% 일어난다는 보고도 있다. 따라서 1회 PTCA를 하여 성공했다고 해서 안심할 수 없으며 나중에도 관상동맥 조영을 하여 그 결과를 확인하는 것이 필요하다.

심근경색 부분의 직접수술법

심근경색이 일어나면 여러 합병증이 생기는 경우가 적지 않다. 그 중에서도 특히 무서운 것이 심장파열이다. 심장의 경색부 일부가 점차 팽창하여 마치 풍선을 불린 것 같은 상태가 되고 나중에는 파열하여 급사하는 경우가 많다. 손상부위가 적은 경우는 긴급히 파열하려고 하는 부분을 보강하는 수술이 행해진다.

또 심근경색이 우심실과 좌심실 사이에 있는 벽(심실중격)에 일어나면 이 부분이 괴사하고 나아가서는 썩어 구멍이 생기는 경우가 있다. 그러면 좌심실 쪽의 압력이 우심실보다 높기 때문에 좌심실의 혈액이 그 구멍을 통해 우심실로 세게 들어간다. 이것을 심실중격 천공이라 하며 갑자기 심부전이 일어나 매우 위험하기 때문에 응급수술로 이 천공부위를 막는 치료법도 행해진다.

인공 심장박동기

심장에는 자극이 전달되는 자극전도계라고 하는 길이 있다는 것은 이미 설명하였다. 이 자극전도계에 심근경색이 일어난 경우 이 자극전도계의 전도가 중간에 끊기는 일이 있다. 그 결과 뚜렷하게 서맥이 생기고 1분 동안 심박수가 40 이하가 되어 때때로 현기증, 실신발작 등을 일으키는 경우가 있다. 이와 같은 상태에서는 심실에서 충분히 혈액을 내보내지 못하기 때문에 긴급수술이 행해진다.

이 수술에서는 1개의 도선을 우심실 내에 삽입하여 이 곳에서 2mA 정도의 전기자극을 1분에 60~70회의 간격으로 가한다. 심장은 그 전기자극에 의해 정상적인 심장수축을 회복한다. 이것이 심장박동기(페이스메이커)를 사용하는 치료법이다.

전에는 심근경색의 합병증인 방실 블록으로 사망하는 사람이 많았지만 현재는 심장박동기의 개발로 사망률은 크게 줄었다. 심장박동기에는 두 종류가 있다. 하나는 긴급시에 사용하는 체외식 심장박동기이고, 또 하나는 몸속에 집어넣는 영구형 심장박동기이다.

직경 3mm 정도의 플라스틱 제품의 앞끝에 전극이 붙어 있는 가늘고 긴 관(전극도관)을 경부 혹은 대퇴부 끝의 정맥에 삽입한다. 이것을 상하대정맥, 우심방, 삼첨판을 지나 우심실의 심첨부(心尖部)의 근육에 댄다. 앞끝에는 전극이 붙어 있어, 체외의 본체 심장박동기(제너레이터)에 접속하여 1분에 60~70회의 정상적인 심박수의 전기자극을 보낸다. 심장은 이 자극에 따라 박동을 개시한다. 이것이 긴급시에 하는 심장박동기의 응급처치이다. 이것으로 목숨을 구하는 사람이 많다. 그 후 얼마 있다가 자극전도계의 기능이 회복되고 원래대로 정상적인 자극이 통하게 되면 심장박동기는 빼낸다. 또 전도장해가 계속되면 영구형 심장박동기를 집어넣는다.

한편 심근경색이 아니라도 동결절 장해로 동부전(洞不全) 증후군이나 완전 방실 블록 등으로 맥박수가 크게 감소한 경우엔 영구형 심장박동기를 체내에 묻는 수술이 행해진다.

심장박동기 본체는 앞의 흉부나 대흉근 위의 피부 밑에 주머니를 만들어 그 속에 묻는 방법이 있다. 크기는 종횡 40~50mm, 두께 6~10mm, 무게 40g 정도로 작고 가볍기 때문에 몸에 집어넣어도 그렇게 위화감은 크지 않다.

다만 묻는 경우는 숙련된 의사가 하지 않으면 도관 앞쪽의 전극부의 위치가 떨어져 자극이 잘 전달되지 않는 경우가 있다. 도관 앞끝이 적절한 부위에 있으면 1mA 이하의 전류로 충분하지만 부적절한 위치가 되면 전기자극이 전해지기 어렵고 높은 출력이 필요해진다. 또 출력을 높이더라도 자극이 전혀 전해지지 않는 경우도 있다.

또 이런 경우 출력을 크게 하기 위해 전지의 소모가 크고 심장박동기의 수명은 보통 평균해서 약 10년간이지만 3년 정도밖에 가지 않는 경우가 있으므로 주의를 요한다.

현재 묻는 식의 심장박동기는 여러 가지 모양이 개발되어 있다. 예를 들면 옛날에는 일단 묻으면 전기출력의 변경이 불가능했지만 현재에는 리모컨 조작으로 자유롭게 변경할 수 있게 되었다.

최근에는 우심방과 우심실 양쪽에 전극을 두고 심방의 흥분을 일으킨 후에 심실의 흥분을 일으켜 자연의 심수축에 가까운 수축을 일으키도록 되어 있다. 또 전기자극 횟수도 밖에서 리모컨 조작으로 변경할 수 있도록 되어 있다.

심장이식과 인공심장

1968년 8월, 삿포로의과대학의 와다 교수에 의해서 일본에서는 처음으로 심장이식이 이루어졌다. 이후 20여 년 간 일본에서 심장이식은 시행되지 않았다. 그러나 최근 후생성에서 「뇌사에 관한 연구반의 보고서」가 발표되어 일본에서도 심장이식이 재개되는 움직임이 차차 높아지고 있다.

또 급성 심근경색이나 중증 심근경색의 수술 후의 보조수단으로서 인공심장을 임상으로 사용하는 예가 늘고 있으며 결과가 좋다는 보고가 많이 발표되고 있다.

1953년, 보스턴의 외과의사인 보긴에 의해 인공심폐장치를 사용하여 세계에서 처음으로 심장수술이 성공했고 이를 계기로 심장외과수술이 급속히 진보하여 인공심폐를 사용한 심장수술과 심장이식이 계속해서 행해졌다.

1964년, 미시시피대학에서 침팬지의 심장을 61세의 남성에게 이식한 것이 최초의 심장이식이다. 그러나 환자는 1시간 후에 사망하여 인체실험에서는 안된다는 논의를 야기시켰다.

마침 이때 남아프리카의 케이프타운에서 세계 처음으로 인간의 심장을 사용한 심장이식이 이루어졌다. 1967년 12월 3일이었다.

환자는 55세의 백인 남성이고, 한편 제공자는 교통사고 때문에 뇌사로 진단된 24세의 여성이었다. 수술은 약 5시간만에 끝나고 2주간은 순조롭게 경과했다. 그러나 그후 거부반응이 강해지고 폐렴을 병발하여 18일 후에 사망하였다.

　1984년도의 클리블랜드 클리닉 보고서에 의하면 심장이식은
세계에서 연간 440건이 이루어졌다. 그리고 1년 이내의 생존율
은 80% 이상이었다고 보고하고 있다. 또 다른 보고서에 의하면
1985년 이후에는 대략 연간 1,000건에 가까운 심장이식이 행해
져, 지금까지 심장이식을 받은 환자는 전세계에서 약 1만명 이
상에 달하는 것으로 알려지고 있다. 그리고 1년 이내의 생존율
도 90% 이상으로 향상하고 그 중에는 수술 후 15년 이상이나
생존한 예도 있다.

　한편 영구사용을 목적으로 한 완전 인공심장 이식은 1982년
12월 미국 솔트레이크시의 유타대학에서 처음으로 이루어졌다.
환자는 심근경색에 의한 심부전의 61세 남성으로 인공심장에 의
해 112일간 살았다. 그 후 현재까지 5명의 환자가 완전인공심장
을 취하여 2년 남짓 살았다. 또 최근 보고에 의하면 중증 심부
전환자의 치료법으로서 일시적으로 인공심장을 사용한 경우는
200건을 넘고 그 치료효과는 40%에서 50%로 향상하고 있다.

　지금까지 인공심장은 주로 개심(開心) 수술 후의 환자에게 이
용되어 왔다. 그러나 최근에는 급성 심근경색에 의한 심인성 쇼
크환자나 중증인 심부전환자의 심장이식까지에 일시적 보조순
환기기(브리지)로서 이용된 예가 늘고 있다.

　미국의 어느 보고서에 의하면 15건 중에서 장기추적조사
(6~77개월) 결과, 7건은 건강한 사람과 똑같이 회사근무나 일상
생활을 하고, 5건은 직장을 퇴직하였지만 건강하게 일상생활에
서 아무런 지장없이 지내며, 나머지 2건은 예후가 좋지 않다고

하였다.

이와같이 인공심장은 심장이식을 대기하고 있는 환자에게 이식 때까지 생명을 연장시켜 주는 브리지 역할로서 사용빈도가 증가하고 있다.

심장이식과 인공심장의 장래

심장이식과 인공심장의 적응 및 선택에 대해서는 매우 어려운 문제가 많다. 한국과 일본은 구미제국과 비교하여 생명에 대한 사고방식에 큰 차이가 있고 뇌사의 판정기준도 확립되어 있지 않아 현재 심장 제공자가 좀처럼 나오지 않는다. 이와 같은 현상에서 구미제국과 달리 인공심장의 이식이 많아지는 것은 아닌가 하고 생각하게 된다. 단, 완전인공심장을 사용한다고 해도 인공심장을 만드는 재료면이나 기능에 아직도 문제가 남아 있다.

현재, 인공심장을 한 환자가 가끔 뇌졸증 발작이나 호흡곤란에 빠지는 경우가 자주 발행한다. 이 원인은 인공심장 내부에 혈전이 생기기 쉽고 이 혈전이 혈류를 타고 뇌 등의 혈관을 막기 때문이라고 한다. 또 다른 문제는 혈액펌프(인공펌프)만의 이식이 아니고, 펌프를 조정하는 박동장치와 함께 이것과 동조하는 에너지원까지 이렇게 세 가지를 완전하게 이식하는 것이 가능한가이다.

아마도 장래에는 전기나 빛을 이용하여 체외에서 조절이 자유롭게 될 수 있는 인공심장이 개발될 것으로 생각한다. 이때가 되면 인공심장도 심장이식과 함께 쌍벽을 이루고 심장이식보다도 오히려 인공심장의 사용이 많을 것으로 예상하고 있다.

그러나, 현실적으로 그렇게 간단히 인공심장의 꿈은 실현될 것 같지는 않다. 우리들의 심장은 기가 막히게 잘 조절되고, 흥분하면 곧 맥박은 빨라져 걷는 속도에 따라 미묘하게 변화한다. 이와같이 미소한 조정, 게다가 혈전을 만들지 않도록 재질과 기구를 준비하여 체내에 심을 수 있도록 소형의 인공심장장치가 나올 때까지는 아직 요원하다.

따라서 곧 다른 사람의 심장으로 바꾸어 넣지 않으면 안된다. 그러나 여기에는 '죽음의 판정'이라는 의학적으로도 윤리적으로도 해결 곤란한 커다란 어려운 문제가 산더미같이 쌓여 있다.

사람이 지루해 하지 않은 삶에 집착을 하며, 장수를 원함으로써 멈출 줄 모르는 의학과 기술의 진보는 어디까지 사람을 죽음에서 소생시키려 하는지. 또 인간은 그 고도의 기술과 지식을 가지고 어디까지 가려고 하는지, 최근의 장기이식수술이나 죽음의 판정 논의를 볼 때 새삼스럽게 생각하게 된다.

이 기술의 소용돌이 속에서 다시 한번 조용히 생명이란 무엇인가, 죽음이란 무엇인가 그리고 우리 인간이란 무엇인가 하고 생각해 볼 때가 온 것 같다.

어쨌든 평균수명이 늘어날 만큼 늘어났다고 생각되는 장수사회인 요즈음 약이나 기계에 의존하지 않고 어떻게 살아가느냐가 최대의 과제가 되었다. 21세기 의학은 지금까지 치료 일변도의 치료의학에서 예방의학으로 크게 변모하고 있다고 생각한다. 이때 우리 한사람 한사람이 질병과 건강에 대하여 바른 지식을 가지고 병이 나지 않도록 주의하는 것이 중요하다고 생각한다.

의학은 의사를 위해서만이 있는 것이 아니고 질병에 걸릴 가능성을 가진 모든 사람을 위해 있는 것이므로 바른 의학지식을 가지고 자기관리하는 것이 필요하다. 자신의 몸은 자신이 지키지 않으면 안된다.

참고 도서

横山正義者「心臓病 こぅして防ぎ，ここまで治る」（講談社現代新書）講談社

曲直部壽夫者「狹心症と心筋梗塞 理解・豫防・治療のポイント」（有斐閣選書）有斐閣

大友英一著 「動脈硬化（腦卒中）マンが讀本」メデイカル・ジャーナル社

池田正男著「心臓病（狹心症・心筋梗塞）マンが讀本」メデイカル・ジャーナル社

岩根久夫著「心臓病はここがポイント」光書房

岩根久夫著「心臓病らくらく自己診斷法」（がマブシクス）筑波書林

G・ホックマン著・高木誠・高木淸子譯「ハートバイパヌ 狹心症の外科寮法―その知識と全情報」保健同人社

高木 誠著「心臓病患者學入門 狹心症の專門醫が語る」合同出版

石川恭三著 「心臓病で死なない本」主婦と生活社

關口守衞著「心筋梗塞－命の助かる本」みかさ書房

廣澤弘七郎著「ベッドサイドの心臓病學」南江堂

역자 후기

미국이나 일본 등 선진국에서 많이 볼 수 있었던 심장병으로 인한 사망이 최근 우리나라에도 부쩍 늘고 있다. 통계자료에 의하면 심근경색으로 인한 사망률이 10년 전에 비하여 40대가 4배, 30대가 10배나 늘었다고 한다. 이중에는 과로나 스트레스로 인한 돌연사가 가장 많다고 한다. 이와 같은 돌연사는 심질환이나 뇌질환 같은 순환기질환이 대부분이다.

옛날에는 산업현장에서 근무하는 사람만이 과로사하는 것으로 알았지만 요즘에는 정신노동을 하는 회사원, 공무원, 의사들도 과로사하는 사람이 크게 늘고 있다. 심장병이나 뇌졸증으로 인한 돌연사는 개인이나 가정의 불행일 뿐 아니라 국가적으로 큰 손실이 아닐 수 없다.

미국이나 독일에서는 오래 전부터 심질환자에 대한 예방이나 치료 목적으로 운동요법을 실시하고 있으며, 가까운 일본에서도 약 10여년 전부터 심질환 특히 관상동맥경화성 심질환에 대한 운동요법의 효과에 관한 연구가 활발하게 이루어지고 있다. 그러나, 우리나라에서는 아직 순환기질병 특히 심질환에 대한 일반인들의 이해가 충분하지 못한 실정이며, 이에 대한 예방 및 치료적인 차원에서 운동요법의 중요성을 실감하지 못하고 있고 안정만이 최선의 대책으로 알고 있다.

의사도 아닌 역자가 감히 이 책을 번역하게 된 것은 일본에서

유학하던 중 순환기전문병원에서 심질환자와 고혈압환자를 대
상으로 운동요법을 시켜 많은 환자들의 건강이 회복되고 삶의
질이 크게 개선되어 사회에 복귀하는 것을 보고 일반인들의 심
장병에 대한 이해를 돕기 위해서이다. 그리고 운동생리학을 공
부하는 사람이나 심질환자를 대상으로 운동처방을 하는 사람에
게도 많은 도움이 될 것으로 믿는다.

 지금은 의학에 관한 지식이 의사의 전유물이 아니며, 모든 사
람이 이에 적극적인 관심을 가지고 심질환 예방에 최선을 다해
야 한다. 우리나라도 점차 증가 추세에 있는 순환기계의 질환,
특히 심질환 예방 및 치료적인 차원에서 모든 사람이 운동 및
스포츠 활동에 참여하여 생리학적인 효과를 얻고 정신적인 스트
레스를 해소하도록 노력해야 할 것이다.

 끝으로 이 책의 전문적인 의학용어를 번역하는 데 도움을 주
신 대전 을지병원 흉부외과 이재원과장에게 진심으로 감사를 드
린다.

1995년 5월 5일, KIST 앞산을 바라보며

김 현 수

심장병을 예방하자
—"어째서 저 사람이"라는 말을 듣지 않기 위하여   **B181**

1995년 8월 1일 인쇄
1995년 8월 10일 발행

옮긴이   김현수
펴낸이   손영일
펴낸곳   전파과학사
서울시 서대문구 연희2동 92-18
TEL. 333-8877 · 8855
FAX. 334-8092   1956. 7. 23. 등록 제10-89호

공급처 : 한국출판 협동조합
서울시 마포구 신수동 448-6
TEL. 716-5616~9
FAX. 716-2995

· 판권 본사 소유   · 파본은 구입처에서 교환해 드립니다.
                          · 정가는 커버에 표시되어 있습니다.

ISBN   89-7044-181-6   03510